U0307885

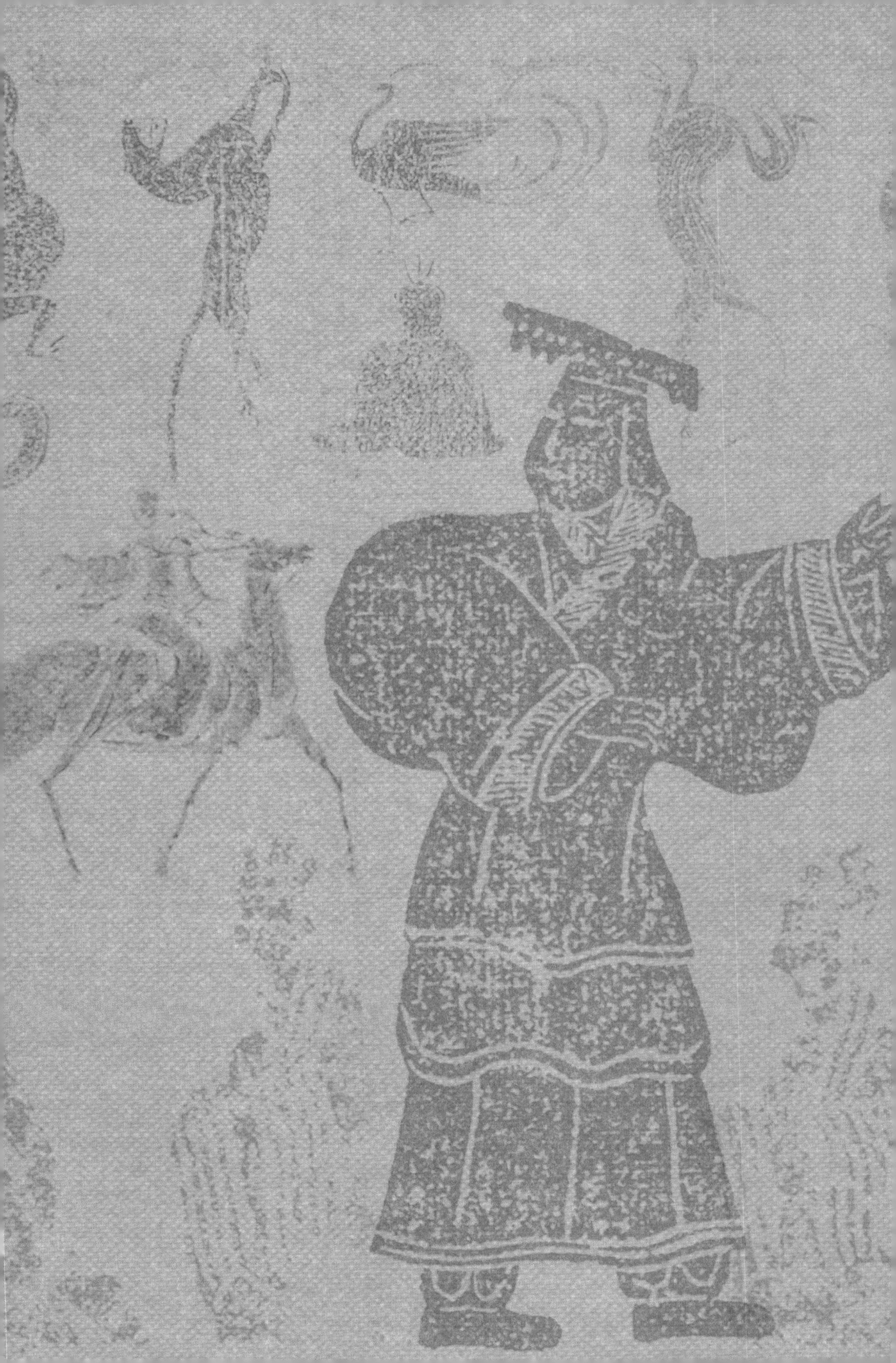

中国古医籍整理丛书

清儒《内经》校记五种

清·张文虎等　著

姚海燕　章原　校注

中国中医药出版社

·北　京·

图书在版编目（CIP）数据

清儒《内经》校记五种/（清）张文虎等著；姚海燕，章原校注．—北京：中国中医药出版社，2019.1

（中国古医籍整理丛书）

ISBN 978－7－5132－2200－6

Ⅰ.①清…　Ⅱ.①张…　②姚…　③章…　Ⅲ.①《内经》－研究　Ⅳ.①R221

中国版本图书馆 CIP 数据核字（2014）第 284422 号

中 国 中 医 药 出 版 社 出 版

北京市朝阳区北三环东路 28 号易亨大厦 16 层

邮政编码　100013

传真　010 64405750

保定市中画美凯印刷有限公司印刷

各地新华书店经销

*

开本 710×1000　1/16　印张 11.5　字数 114 千字

2019 年 1 月第 1 版　2019 年 1 月第 1 次印刷

书　号　ISBN 978－7－5132－2200－6

*

定价　35.00 元

网址　www.cptcm.com

社长热线　010 64405720

购书热线　010 64065415　010 64065413

书店网址　csln.net/qksd/

官方微博　http://e.weibo.com/cptcm

国家中医药管理局
中医药古籍保护与利用能力建设项目
组织工作委员会

主　任　委　员　王国强

副 主 任 委 员　王志勇　李大宁

执行主任委员　曹洪欣　苏钢强　王国辰　欧阳兵

执行副主任委员　李　昱　武　东　李秀明　张成博

委　　　　员

各省市项目组分管领导和主要专家

（山东省）武继彪　欧阳兵　张成博　贾青顺

（江苏省）吴勉华　周仲瑛　段金廒　胡　烈

（上海市）张怀琼　季　光　严世芸　段逸山

（福建省）阮诗玮　陈立典　李灿东　纪立金

（浙江省）徐伟伟　范永升　柴可群　盛增秀

（陕西省）黄立勋　呼　燕　魏少阳　苏荣彪

（河南省）夏祖昌　刘文第　韩新峰　许敬生

（辽宁省）杨关林　康廷国　石　岩　李德新

（四川省）杨殿兴　梁繁荣　余曙光　张　毅

各项目组负责人

王振国（山东省）　王旭东（江苏省）　张如青（上海市）

李灿东（福建省）　陈勇毅（浙江省）　焦振廉（陕西省）

蔡永敏（河南省）　鞠宝兆（辽宁省）　和中浚（四川省）

项目专家组

顾　问　马继兴　张灿玾　李经纬

组　长　余瀛鳌

成　员　李致忠　钱超尘　段逸山　严世芸　鲁兆麟
郑金生　林端宜　欧阳兵　高文柱　柳长华
王振国　王旭东　崔　蒙　严季澜　黄龙祥
陈勇毅　张志清

项目办公室（组织工作委员会办公室）

主　任　王振国　王思成

副主任　王振宇　刘群峰　陈榕虎　杨振宁　朱毓梅
刘更生　华中健

成　员　陈丽娜　邱　岳　王　庆　王　鹏　王春燕
郭瑞华　宋咏梅　周　扬　范　磊　张永泰
罗海鹰　王　爽　王　捷　贺晓路　熊智波

秘　书　张丰聪

前 言

中医药古籍是传承中华优秀文化的重要载体，也是中医学传承数千年的知识宝库，凝聚着中华民族特有的精神价值、思维方法、生命理论和医疗经验，不仅对于传承中医学术具有重要的历史价值，更是现代中医药科技创新和学术进步的源头和根基。保护和利用好中医药古籍，是弘扬中国优秀传统文化、传承中医学术的必由之路，事关中医药事业发展全局。

1949 年以来，在政府的大力支持和推动下，开展了系统的中医药古籍整理研究。1958 年，国务院科学规划委员会古籍整理出版规划小组在北京成立，负责指导全国的古籍整理出版工作。1982 年，国务院古籍整理出版规划小组召开全国古籍整理出版规划会议，制定了《古籍整理出版规划（1982—1990）》，卫生部先后下达了两批 200 余种中医古籍整理任务，掀起了中医古籍整理研究的新高潮，对中医文化与学术的弘扬、传承和发展，发挥了极其重要的作用，产生了不可估量的深远影响。

2007 年《国务院办公厅关于进一步加强古籍保护工作的意见》明确提出进一步加强古籍整理、出版和研究利用，以及

"保护为主、抢救第一、合理利用、加强管理"的方针。2009年《国务院关于扶持和促进中医药事业发展的若干意见》指出，要"开展中医药古籍普查登记，建立综合信息数据库和珍贵古籍名录，加强整理、出版、研究和利用"。《中医药创新发展规划纲要（2006—2020）》强调继承与创新并重，推动中医药传承与创新发展。

2003~2010年，国家财政多次立项支持中国中医科学院开展针对性中医药古籍抢救保护工作，在中国中医科学院图书馆设立全国唯一的行业古籍保护中心，影印抢救濒危珍本、孤本中医古籍1640余种；整理发布《中国中医古籍总目》；遴选351种孤本收入《中医古籍孤本大全》影印出版；开展了海外中医古籍目录调研和孤本回归工作，收集了11个国家和2个地区137个图书馆的240余种书目，基本摸清流失海外的中医古籍现状，确定国内失传的中医药古籍共有220种，复制出版海外所藏中医药古籍133种。2010年，国家财政部、国家中医药管理局设立"中医药古籍保护与利用能力建设项目"，资助整理400余种中医药古籍，并着眼于加强中医药古籍保护和研究机构建设，培养中医古籍整理研究的后备人才，全面提高中医药古籍保护与利用能力。

在此，国家中医药管理局成立了中医药古籍保护和利用专家组和项目办公室，专家组负责项目指导、咨询、质量把关，项目办公室负责实施过程的统筹协调。专家组成员对古籍整理研究具有丰富的经验，有的专家从事古籍整理研究长达70余年，深知中医药古籍整理研究的重要性、艰巨性与复杂性，履行职责认真务实。专家组从书目确定、版本选择、点校、注释等各方面，为项目实施提供了强有力的专业指导。老一辈专家的学术水平和智慧，是项目成功的重要保证。项目承担单位山东中医药大学、南京中医药大学、上海中医药大学、福建中医药大学、浙江省中医药研究院、陕西省中医药研究院、河南省中医药研究院、辽宁中医药大学、成都中医药大学及所在省市中医药管理部门精心组织，充分发挥区域间互补协作的优势，并得到承担项目出版工作的中国中医药出版社大力配合，全面推进中医药古籍保护与利用网络体系的构建和人才队伍建设，使一批有志于中医学术传承与古籍整理工作的人才凝聚在一起，研究队伍日益壮大，研究水平不断提高。

本着“抢救、保护、发掘、利用”的理念，该项目重点选择近60年未曾出版的重要古医籍，综合考虑所选古籍的保护价值、学术价值和实用价值。400余种中医药古籍涵盖了医经、基础理论、诊法、伤寒金匮、温病、本草、方书、内科、外科、女科、儿科、伤科、眼科、咽喉口齿、针灸推拿、养生、医案医话医论、医史、临证综合等门类，跨越唐、宋、金元、明以迄清末。全部古籍均按照项目办公室组织完成的行业标准《中医古籍整理规范》及《中医药古籍整理细则》进行整理校注，绝大多数中医药古籍是第一次校注出版，一批孤本、稿本、抄本更是首次整理面世。对一些重要学术问题的研究成果，则集中收录于各书的“校注说明”或“校注后记”中。

“既出书又出人”是本项目追求的目标。近年来，中医药古籍整理工作形势严峻，老一辈逐渐退出，新一代普遍存在整理研究古籍的经验不足、专业思想不坚定等问题，使中医古籍整理面临人才流失严重、青黄不接的局面。通过本项目实施，搭建平台，完善机制，培养队伍，提升能力，经过近5年的建设，锻炼了一批优秀人才，老中青三代齐聚一堂，有效地稳定了研究队伍，为中医药古籍整理工作的开展和中医文化与学术的传承提供必备的知识和人才储备。

本项目的实施与《中国古医籍整理丛书》的出版，对于加强中医药古籍文献研究队伍建设、建立古籍研究平台，提高古籍整理水平均具有积极的推动作用，对弘扬我国优秀传统文化，推进中医药继承创新，进一步发挥中医药服务民众的养生保健与防病治病作用将产生深远影响。

第九届、第十届全国人大常委会副委员长许嘉璐先生，国家卫生计生委副主任、国家中医药管理局局长、中华中医药学会会长王国强先生，我国著名医史文献专家、中国中医科学院马继兴先生在百忙之中为丛书作序，我们深表敬意和感谢。

由于参与校注整理工作的人员较多，水平不一，诸多方面尚未臻完善，希望专家、读者不吝赐教。

国家中医药管理局中医药古籍保护与利用能力建设项目办公室

二〇一四年十二月

许 序

“中医”之名立，迄今不逾百年，所以冠以“中”字者，以别于“洋”与“西”也。慎思之，明辨之，斯名之出，无奈耳，或亦时人不甘泯没而特标其犹在之举也。

前此，祖传医术（今世方称为“学”）绵延数千载，救民无数；华夏屡遭时疫，皆仰之以度困厄。中华民族之未如印第安遭染殖民者所携疾病而族灭者，中医之功也。

医兴则国兴，国强则医强。百年运衰，岂但国土肢解，五千年文明亦不得全，非遭泯灭，即蒙冤扭曲。西方医学以其捷便速效，始则为传教之利器，继则以“科学”之冕畅行于中华。中医虽为内外所夹击，斥之为蒙昧，为伪医，然四亿同胞衣食不保，得获西医之益者甚寡，中医犹为人民之所赖。虽然，中国医学日益陵替，乃不可免，势使之然也。呜呼！覆巢之下安有完卵？

嗣后，国家新生，中医旋即得以重振，与西医并举，探寻结合之路。今也，中华诸多文化，自民俗、礼仪、工艺、戏曲、历史、文学，以至伦理、信仰，皆渐复起，中国医学之兴乃属必然。

迄今中医犹为国家医疗系统之辅，城市尤甚。何哉？盖一则西医赖声、光、电技术而于20世纪发展极速，中医则难见其进。二则国人惊羡西医之“立竿见影”，遂以为其事事胜于中医。然西医已自觉将入绝境：其若干医法正负效应相若，甚或负远逾于正；研究医理者，渐知人乃一整体，心、身非如中世纪所认定为二对立物，且人体亦非宇宙之中心，仅为其一小单位，与宇宙万象万物息息相关。认识至此，其已向中国医学之理念“靠拢”矣，虽彼未必知中国医学何如也。唯其不知中国医理何如，纯由其实践而有所悟，益以证中国之认识人体不为伪，亦不为玄虚。然国人知此趋向者，几人？

国医欲再现宋明清高峰，成国中主流医学，则一须继承，一须创新。继承则必深研原典，激清汰浊，复吸纳西医及我藏、蒙、维、回、苗、彝诸民族医术之精华；创新之道，在于今之科技，既用其器，亦参照其道，反思己之医理，审问之，笃行之，深化之，普及之，于普及中认知人体及环境古今之异，以建成当代国医理论。欲达于斯境，或需百年欤？予恐西医既已醒悟，若加力吸收中医精粹，促中医西医深度结合，形成21世纪之新医学，届时“制高点”将在何方？国人于此转折之机，能不忧虑而奋力乎？

予所谓深研之原典，非指一二习见之书、千古权威之作；就医界整体言之，所传所承自应为医籍之全部。盖后世名医所著，乃其秉诸前人所述，总结终生行医用药经验所得，自当已成今世、后世之要籍。

盛世修典，信然。盖典籍得修，方可言传言承。虽前此50余载已启医籍整理、出版之役，惜旋即中辍。阅20载再兴整理、出版之潮，世所罕见之要籍千余部陆续问世，洋洋大观。

今复有“中医药古籍保护与利用能力建设”之工程，集九省市专家，历经五载，董理出版自唐迄清医籍，都400余种，凡中医之基础医理、伤寒、温病及各科诊治、医案医话、推拿本草，俱涵盖之。

噫！璐既知此，能不胜其悦乎？汇集刻印医籍，自古有之，然孰与今世之盛且精也！自今而后，中国医家及患者，得览斯典，当于前人益敬而畏之矣。中华民族之屡经灾难而益蕃，乃至未来之永续，端赖之也，自今以往岂可不后出转精乎？典籍既蜂出矣，余则有望于来者。

谨序。

第九届、十届全国人大常委会副委员长

许嘉璐

二〇一四年冬

王 序

中医学是中华民族在长期生产生活实践中，在与疾病作斗争中逐步形成并不断丰富发展的医学科学，是中国古代科学的瑰宝，为中华民族的繁衍昌盛作出了巨大贡献，对世界文明进步产生了积极影响。时至今日，中医学作为我国医学的特色和重要医药卫生资源，与西医学相互补充、相互促进、协调发展，共同担负着维护和促进人民健康的任务，已成为我国医药卫生事业的重要特征和显著优势。

中医药古籍在存世的中华古籍中占有相当重要的比重，不仅是中医学术传承数千年最为重要的知识载体，也是中医为中华民族繁衍昌盛发挥重要作用的历史见证。中医药典籍不仅承载着中医的学术经验，而且蕴含着中华民族优秀的思想文化，凝聚着中华民族的聪明智慧，是祖先留给我们的宝贵物质财富和精神财富。加强对中医药古籍的保护与利用，既是中医学发展的需要，也是传承中华文化的迫切要求，更是历史赋予我们的责任。

2010 年，国家中医药管理局启动了中医药古籍保护与利用能力建设项目。这既是传承中医药的重要工程，也是弘扬优秀民族文化的重要举措，不仅能够全面推进中医药的有效继承和创新发展，为维护人民健康做出贡献，也能够彰显中华民族的璀璨文化，为实现中华民族伟大复兴的中国梦作出贡献。

相信这项工作一定能造福当今，嘉惠后世，福泽绵长。

国家卫生和计划生育委员会副主任

国家中医药管理局局长

中华中医药学会会长

王国强

二〇一四年十二月

马 序

新中国成立以来，党和国家高度重视中医药事业发展，重视古籍的保护、整理和研究工作。自1958年始，国务院先后成立了三届古籍整理出版规划小组，分别由齐燕铭、李一氓、匡亚明担任组长，主持制订了《整理和出版古籍十年规划（1962—1972）》《古籍整理出版规划（1982—1990）》《中国古籍整理出版十年规划和“八五”计划（1991—2000）》等，而第三次规划中医药古籍整理即纳入其中。1982年9月，卫生部下发《1982—1990年中医古籍整理出版规划》，1983年1月，中医古籍整理出版办公室正式成立，保证了中医古籍整理出版规划的实施。2002年2月，《国家古籍整理出版“十五”（2001—2005）重点规划》经新闻出版署和全国古籍整理出版规划领导小组批准，颁布实施。其后，又陆续制定了国家古籍整理出版“十一五”和“十二五”重点规划。国家财政多次立项支持中国中医科学院开展针对性中医药古籍抢救保护工作，文化部在中国中医科学院图书馆专门设立全国唯一的行业古籍保护中心，国家先后投入中医药古籍保护专项经费超过3000万元，影印抢救濒危珍、善、孤本中医古籍1640余种，开展了海外中医古籍目录调研和孤本回归工作。2010年，国家财政部、国家中医药管理局安排国家公共卫生专项资金，设立了“中医药古籍保护与利用能力建设项目”，这是继1982～1986年第一批、第二批重要中医药古籍整理之后的又一次大规模古籍整理工程，重点整理新中国成立后未曾出版的重要古籍，目标是形成并普及规范的通行本、传世本。

为保证项目的顺利实施，项目组特别成立了专家组，承担咨询和技术指导，以及古籍出版之前的审定工作。专家组中的许多成员虽逾古稀之年，但老骥伏枥，孜孜不倦，不仅对项目进行宏观指导和质量把关，更重要的是通过古籍整理，以老带新，言传身教，培养一批中医药古籍整理研究的后备人才，促进了中医药古籍保护和研究机构建设，全面提升了我国中医药古籍保护与利用能力。

作为项目组顾问之一，我深感中医药古籍保护、抢救与整理工作的重要性和紧迫性，也深知传承中医药古籍整理经验任重而道远。令人欣慰的是，在项目实施过程中，我看到了老中青三代的紧密衔接，看到了大家的坚持和努力，看到了年轻一代的成长。相信中医药古籍整理工作的将来会越来越好，中医药学的发展会越来越好。

欣喜之余，以是为序。

中国中医科学院研究员

马继兴

二〇一四年十二月

校注说明

在整个中国学术史发展演变过程中，清代朴学以其在考据校勘方面取得的成就岿然屹立，其中对医籍的校勘在数量质量上均达到了前所未有的高度。本书精心选录的五种清儒《内经》校记，包括张文虎《舒艺室续笔·内经素问》（19则）、俞樾《读书余录·内经素问》（48则）、胡澍《黄帝内经素问校义》（39则）、孙诒让《札迻·素问王冰注》（13则）、于鬯《香草续校书·内经素问》（103则），均是清末著名儒家学者对《内经》进行校诂的经典之作。这些学者以深厚的小学功底和严谨的治学态度，探赜索隐，辨正讹误，集中反映了清代朴学在医经考据、校勘方面所取得的成就，对中医文献整理研究有很大影响，对后学者有着重要的参考价值和启示意义。

本书所选录的五种《内经》校记原多为收载在各学者相关专著中，现择出合刊，在仔细考察各书版本源流的基础上，精选底本和校本，对其进行了全新而细致的校勘、标点和注释，以期为后学者学习和研究《内经》，正确理解经义，提供有益的帮助。

整理原则与方法：

1. 本书为选录清儒《内经》校记五种的横排简体现代标点汇刊本。因部分书籍最早刊刻时间不能确定，故各书以著者生年先后依次排序。各书著者与其著作的介绍及整理所据版本情况详见各书之前的《说明》。

2. 底本与校本：《舒艺室续笔·内经素问》以上海图书馆藏光绪五年（1879）刻本为底本。《读书余录·内经素问》以同治十年（1871）刻第一楼丛书为底本。《黄帝内经素问校义》以光绪五年（1879）世泽楼刊本为底本。《札迻·素问王冰注》以光绪二十年（1894）瑞安孙安刊本为底本。《香草续校书·内经素问》以上海图书馆藏稿本为底本。

主校本：《黄帝内经素问》明顾从德本（简称顾本）、《灵枢经》明赵府居敬堂本（简称赵本）。其他各书校本见分目说明。

3. 对书中出现的冷僻费解的字词进行注释。注音采取汉语拼音加直音字的形式。

4. 繁体字、异体字、古字均径改为规范简化字。通假字均保留，并首见处出注。

5. 凡系避讳的文字均改回本字，并出校说明。

总目录

舒艺室续笔・内经素问

清・张文虎　著

【说明】《舒艺室续笔·内经素问》系清代学者张文虎整理《素问》的札记。

张文虎（1808—1885），字孟彪，一字啸山，号天目山樵，清松江府南汇县（今属上海市）人。《清史稿》有传，称其“精天算，尤长校勘”，对于乾嘉学者著作多所涉猎，其治学“取汉唐宋注疏、经说，由形声以通其字，由训诂以会其义，由度数名物以辨其制作，由语言事迹以窥古圣贤精义，旁及子史，莫不考其源流同异”。著有《校刊史记集解索隐正义札记》《舒艺室随笔》《舒艺室续笔》等。

《内经素问》收录于《舒艺室续笔》一书。文前有小记，交代撰此书缘由，张文虎认为“《素问》一书，文义奥衍，复多舛乱”，虽然前人曾进行整理，但仍留下不少疑义，故此在前人研究的基础上，对《素问》中部分错讹内容考订源流，别异识同。虽然全文仅 19 条，但由于作者系朴学名家，精于音韵、训诂，有着很深的经学造诣，其分析多翔实精当，对于正确理解《素问》颇有裨益。

本次整理以刊印时间早的上海图书馆藏光绪五年（1879）刻本为底本。

目录

《素问》一书，文义奥衍，复多舛乱。全元起[1]本已有残缺，王冰重为诠次[2]，未必尽得其意。林亿校正，颇引全注，识其异同。往日，金山钱锡之[3]通守校订此书。虽已写定，欲求宋本印证，迟未付刊。至嗣子伟甫、子馨始登剞劂[4]。顾君尚之[5]复作《校勘记》附行之。然其疑义仍亦不少，姑记一二如下。外有数条，与俞荫甫太史《读书丛录》同者不复及。

上古天真论

以妄为常。

王注："寡于信也。"

案：自"以酒为浆"下五句，皆与上"饮食有节，起居有常，不妄作劳"反对[6]。此"妄"字即上"不妄作劳"之"妄"，训为"寡信"殊迂阔[7]。

夫上古圣人之教下也，皆谓之虚邪贼风，避之有时。

案：此三句与上下文全不相涉。下《四气调神大论》云："贼风数至。"《生气通天论》云："虽有贼邪，弗能害也。"又

---

① 全元起：南北朝时期著名医家，医术高明，当时有"得元起则生，舍之则死"之誉。撰有《素问训解》，是《素问》最早的注本。

② 诠次：诠释和编次。诠，诠释。

③ 钱锡之：指清代藏书家钱熙祚，字锡之，清江苏金山（今属上海市）人，辑有《守山阁丛书》等。

④ 剞劂（jījué 基绝）：本义为雕版刻刀，引申为刊印书籍。

⑤ 顾君尚之：即顾观光（1799—1862），字宾王，号尚之，别号武陵山人。清代医家、学者，博学多才，精于考据，撰有《素问校勘记》《灵枢校勘记》等。

⑥ 反对：指韵文中辞反而义同的对偶句。刘勰《文心雕龙·丽辞》："反对者，理殊趣合者也……仲宣《登楼》云：'钟仪幽而楚奏，庄舄显而越吟。'此反对之类也。"

⑦ 迂阔：不切合实际。

云："故风者，百病之始也。"《金匮真言论》云："八风发邪，以为经风，触五脏，邪气乃发。"乃言风邪之理，或是彼篇错简，然文气不接，恐尚有脱文。

月事以时下。

注："所以谓之月事者，平和之气常以三旬而一见也。"

案：此注仍未醒豁，当云"阴法月，月盈则亏，故月事以时下"。

此其道生。

注："惟至道生，乃能如是。"

案：经文四字，文不成义，当有缺误。注乃强解。

生气通天论

因于寒，欲如运枢，起居如惊，神气乃浮。

注："言因天之寒，当身居周密，如枢纽之内动。"

案：此下"因于寒""因于暑""因于湿""因于气"，皆言病源。"欲如运枢"云云，乃各项病状。林亿引全注本作"连枢"，云"阳气定如连枢者，动系也"。盖谓寒气收敛，阳为所束，故不能适意，则劳扰不安，而神气不得静也。王本误"连"为"运"，而强为之说，非经意也。"欲"字疑误，详全注，当是"动"字。

阴阳离合论

阴阳䨓䨓。

注："言气之往来也。"

案：字书、韵书绝无"䨓"字。据王注，则即《易·咸》

九四"憧憧往来"之"憧"字也，从心从童。京房[1]作"憃憃"，音昌容反。故林引别本作"衝衝"，"衝"亦本作"衝"也。

阴阳别论

阴阳结斜。

案："斜"乃"纠"字误。

移精变气论

外无伸宦之形。

"伸宦"字不可解，或以为"仕宦"之讹。

案：林亿引全本"伸"作"臾"。疑"臾"乃"瞖"之烂文[2]。

脉要精微论

岐伯曰：反四时者，有余为精，不足为消。应太过，不足为精；应不足，有余为消。阴阳不相应，病名曰关格。

林云："详此'岐伯曰'前无问。"

案：此三十九字突出[3]，与上下文不接。下《玉机真脏论》篇论脉反四时，帝既"再拜稽首"，"著之玉版"，其文已毕[4]。

---

① 京房：汉代著名易学家，精于《周易》术数之学，在当时颇有影响，号称"京房学"。

② 烂文：或称"坏文""坏字"，指书籍遭虫蠹蚀，或年久朽烂，而致字体残缺不全者。

③ 突出：突兀出现，与语境不相符。

④ 其文已毕：指《玉机真脏论》中"帝瞿然而起，再拜而稽首曰……著之玉版，藏之脏腑。每旦读之，名曰《玉机》"一段。

下“五脏受气”云云，仍岐伯之言，而上无“岐伯曰”三字，疑此文即彼篇错简。

三部九候论

“上部天，两额之动脉”九句①。

林云：“详自‘上部天’至此一段，旧在当篇之末，义不相接。今依皇甫谧《甲乙经》编次例，自篇末移置此也。”

案：岐伯对帝先言“下部”，次“中部”，次“上部”。故下文亦先言“下部之天以候肝，地以候肾，人以候脾胃之气”。次及“中部”，次及“上部”，次及五脏之败，三部九候之失，次及可治之法，并无缺文。篇末九句，复衍无义。林既悟其非，而漫②移于此，亦蛇足矣，宜删。

通评虚实论

岐伯曰：脉气上虚、尺虚，是谓重虚。

注：“言尺寸脉俱虚。”林按：“《甲乙经》作‘脉虚、气虚、尺虚，是谓重虚’。此少一‘虚’字，多一‘上’字。王注言‘尺寸俱虚’，则不兼气虚也。”

案：下文明列“气虚”“尺虚”“脉虚”三款，盖此文脱误。若如王注，则一“脉虚”而已。

所谓气虚者，言无常也。

注：“寸虚则脉动无常。”

---

① 九句：指“上部天，两额之动脉；上部地，两颊之动脉；上部人，耳前之动脉。中部天，手太阴也；中部地，手阳明也；中部人，手少阴也。下部天，足厥阴也；下部地，足少阴也；下部人，足太阴也”九句。

② 漫：轻率。

案：经文明云“言无常”，何得以“脉动”解之？林引杨上善云：“气虚者，膻中气不定也。”然则，“言无常”谓言语不属①，正与下“行步恇然②”相对。

针手太阴各五，刺经太阳五，刺手少阴经络傍者一，足阳明一，上踝五寸刺三针。

注：“经太阳，谓足太阳也。手太阴五，谓鱼际穴，在手大指本节后内侧散脉。”

案：经文先言“手太阴”，次言“经太阳”。注乃先释“经太阳”，又经只“手太阳”“经太阳”“手少阴”“足阳明”，注又增“手太阳”“足少阳”。此节论“刺惊痫”“刺霍乱”，则已注在前节，而此注③末云“悉主霍乱”，疑传写错乱。

刺热篇

太阳之脉，色荣颧骨，热病也。

注：“颧骨，谓目下当外眦也。”

案：“荣颧”者，色之见于面部者也。言颧不必言骨，林引杨上善“骨”字下属④，是。

大奇论

并虚为死。

注：“肾为五脏之根，肝为发生之主，二者不足，是生主俱

---

① 属（zhǔ 煮）：接续。

② 恇（kuàng 况）然：怯弱无力的样子。

③ 此注：王冰注为：“按《内经》《明堂》《中诰图经》，悉主霍乱，各具明文。”

④ 林引……字下属：指《新校正》所引：“按杨上善云：‘赤色荣颧者，骨热病也。与王氏之注不同。’”

微，故死。"

案："生主"当作"根主"。

脉解篇

所谓耳鸣者，阳气万物盛上而跃。

案："万物"二字宜衍。上节云："所谓强上引背者，阳气大上而争。"是其例。

刺齐论

"黄帝问曰：愿闻刺浅深之分。岐伯对曰：刺骨者无伤筋"全篇。

案：上篇[1]"刺皮无伤肉"云云，诫其太过，已言之矣。此又云"刺骨者无伤筋"，则恐刺深者误伤其浅也。然文似有倒乱。当云："刺骨者无伤筋，刺筋者无伤脉，刺脉者无伤肉，刺肉者无伤皮。[2]"下文当云："刺骨无伤筋者，针至骨而去，不及筋也；刺筋无伤脉者，至筋而去，不及脉也；刺脉无伤肉者，至脉而去，不及肉也；刺肉无伤皮者，至肉而去，不及皮也。[3]"末节又解上篇之意，亦有脱误。当云："所谓刺皮无伤肉者，病在皮中，针入皮中，无伤肉也。刺肉伤脉者，过肉中脉也；刺脉伤筋者，过脉中筋也；刺筋伤骨者，过筋中骨也；

---

① 上篇：指《素问·刺要论》。

② 刺骨者无伤筋……无伤皮：顾本作："刺骨者无伤筋，刺筋者无伤肉，刺肉者无伤脉，刺脉者无伤皮，刺皮者无伤肉，刺肉者无伤筋，刺筋者无伤骨。"

③ 刺骨无伤筋者……不及皮也：顾本作："刺骨无伤筋者，针至筋而去，不及骨也。刺筋无伤肉者，至肉而去，不及筋也。刺脉无伤肉者，至脉而去不及肉也。刺脉无伤皮者，至皮而去，不及脉也。"

刺骨伤髓者，过骨中髓也。①”“中脉”“中筋”“中骨”“中髓”之“中”，当读去声，与下篇“刺中”之“中”同。此与上篇本当为一篇，盖后人妄分。

调经论

洒淅起于毫毛。

注：“洒淅，寒貌也。”林引《甲乙经》“洒淅”作“悽厥”。《太素》作“洫泝”。杨上善云：‘洫，毛孔也。逆流曰泝，谓邪气入于腠理，如水逆流于洫。’”

案：“悽厥”亦寒貌，与“洒淅”文异义同。“洫”与“洒”形近而讹，“泝”则“淅”之坏文。《刺要论》云：“泝泝然寒粟。”《皮部论》云：“邪之始入于皮也，泝然起毫毛，开腠理。”“泝”皆“淅”之误。杨训“洫”为“毛孔”，未知所本，且如其说，则当作“泝洫”也。

四时刺逆从论

刺五脏，中心一日死。

案：自此至篇末，与上“帝曰‘善’”三字不相蒙②，当有脱文。

---

① 所谓刺皮无伤肉者……过骨中髓也：顾本作：“所谓刺皮无伤肉者，病在皮中，针入皮中，无伤肉也。刺肉无伤筋者，过肉中筋也。刺筋无伤骨者，过筋中骨也。”

② 蒙：关联。

读书余录·内经素问

俞　樾

【说明】《内经素问》系晚清朴学大师俞樾研读《黄帝内经》时所撰的读书笔记，共计48条，收录于作者“第一楼丛书”中《读书余录》一书。后被《三三医书》收录时更名为《内经辩言》。

俞樾（1821—1907），字荫甫，自号曲园居士，浙江德清人，清末著名经学家。道光三十年进士，曾授翰林院编修、河南学政等职，《清史稿》有传。平生好著述，作品颇多，主要有《群经平议》《诸子平议》《古书疑义举例》等，其文著汇编为《春在堂全书》，流传广泛，在海内外影响很大。

俞樾并非专门医家，但对于医书颇为重视。他认为诸子之中，有益民生日用者，莫切于医家，故此宜多刻古本医书。俞樾精于小学，对经子古籍考据精详，其对于《内经》部分疑难之处的考证探赜索隐，引证确切，其结论多为医家所重视，所以《读书余录·内经素问》向来是研读《素问》的重要参考资料。

俞樾系晚清大儒，学术影响巨大，作品流传较广。《读书余录》被收录于作者的“第一楼丛书”并于同治十年（1871）首次刊刻，又被收录于《春在堂全书》并随其多次增补刊刻而广为流传。此外，由于《读书余录·内经素问》对于中医文献具有很高的参考价值，故素来被医学界所重视，如《三三医书》《秘本医学丛书》《黄帝内经研究大成》等医书皆将其全文收录。

本次校注整理工作选用同治十年（1871）刻“第一楼丛书”本为底本。

目录

上古天真论

昔在黄帝，生而神灵，弱而能言，幼而徇齐，长而敦敏，成而登天。

樾谨按："成而登天"谓登天位也。《易·明夷传》曰"初登于天""照四国也"，可说此经登天之义。故下文即云"乃问于天师"，"乃"者，承上之词。见黄帝既登为帝，乃发此问也。王冰注①"白日升天"之说初非经意。

食饮有节，起居有常。

宋高保衡、林亿等《新校正》本引全元起注云："饮食有常节，起居有常度。"

樾谨按：经文本作"食饮有节，起居有度"，故释之曰"有常节""有常度"。若如今本，则与全氏注不合矣。且上文云"法于阴阳，和于术数"，此文"度"字本与"数"字为韵，今作"有常"，则失其韵矣。盖即因全氏注文有"常"字，而误入正文，遂夺去"度"字。

以欲竭其精，以耗散其真。

《新校正》云：《甲乙经》"耗"作"好"。

樾谨按：作"好"者是也。"好"与"欲"义相近。《孟子·离娄》篇"所欲有甚于生者"，《中论②·夭寿》篇作"所

---

① 王冰注：原注为："（黄帝）后铸鼎于鼎湖山，鼎成而白日升天，群臣葬衣冠于桥山，墓今犹在。"

② 中论：魏晋时"建安七子"之一的徐干所作，其旨在"大都阐发义理，原本经训，而归之于圣贤之道"。历代多将其归入儒家类著作。

好”。《荀子·不苟》篇“欲利而不为所非”，《韩诗外传》[1] 作“好利”。是“好”即“欲”也。“以欲竭其精[2]，以好散其真”，两句文异而义同。今作“以耗散其真”，则语意不伦[3]矣。王注曰“乐色曰欲，轻用曰耗”，是其所据本已误也。

太冲脉盛。

《新校正》云：全元起注及《太素》《甲乙经》俱作“伏冲”，下“太冲”同。

樾谨按：汉人书“太”字或作“伏”。汉太尉公墓中画像有“伏尉公”字。《隶续》[4] 云：“字书有‘伏’字，与‘大’同音。”此碑所云“伏尉公”，盖是用“伏”为“大”，即“大尉公”也。然则，全本及《太素》《甲乙经》当作“伏冲”，即“太冲”也。后人不识“伏”字，加点作“伏”，遂成异字。恐学者疑惑，故具论之。

四气调神大论

使气亟夺。

樾谨按：“夺”即今“脱”字。王注以“迫夺”说之，非是。

① 韩诗外传：传为汉代儒家学者韩婴所著，系《诗经》学韩诗学派的代表作。据《汉书·艺文志》记载，韩婴撰《内传》四卷、《外传》六卷。南宋后仅存《外传》。今本《韩诗外传》经过后人修改，已非原貌。

② 精：原作“情”，据顾本改。

③ 不伦：无条理。伦，条理。

④ 隶续：宋代洪适所撰金石学著作，系现存最早集录汉、魏及西晋石刻文字的专著。

不施则名木多死。

樾谨按：名木，犹大木也。《礼记·礼器》篇："因名山升中[1]于天。"郑注[2]曰："名，犹大也。"王注以"名果珍木"说之，未得"名"字之义。

逆秋气，则太阴不收，肺气焦满。

王注曰："焦，谓上焦也。太阴行气，主化上焦，故肺气不收，上焦满也。"

樾谨按：此注非也。经言"焦"，不言"上"，安得臆决为"上焦"乎！焦，即"焦灼"之焦。《礼记·问丧》篇："干肝、焦肺[3]。"是其义也。

逆冬气，则少阴不藏，肾气独沉。

樾谨按："独"当为"浊"字之误也。肾气言"浊"，犹上文肺气言"焦"矣。《新校正》云"独沉"，《太素》作"沉浊"，其文虽到[4]，而字正作"浊"，可据以订正今本"独"字之误。

道者，圣人行之，愚者佩之。

王注曰："愚者性守于迷，故佩服而已。"

樾谨按：王注非也。"佩"当为"倍"。《释名[5]·释衣服》

---

① 升中：指古代帝王祭天上告成功。《礼记·礼器》郑玄注："升，上也。中，犹成也。……祭天，告以诸侯之成功也。"

② 郑注：指汉末经学家郑玄为《小戴礼记》所作注解。

③ 干肝焦肺：原句为"恻怛之心，痛疾之意，伤肾、干肝、焦肺"，形容极度悲伤。

④ 到：通"倒"，颠倒。《庄子·外物》："草木之到植者过半。"

⑤ 释名：古代训诂学名作，专门探求事物名源。作者刘熙，字成国，东汉末年人，曾师从郑玄。

曰："佩，倍也。"《荀子·大略》篇："一佩易之。"杨倞[①]注曰："佩或为倍。"是"佩"与"倍"声近义通，倍犹背也。《昭二十六年·左传》："倍奸齐盟。"《孟子·滕文公》篇："师死而遂倍之。""倍"并与"背"同。"圣人行之，愚者倍之"，谓圣人行道，而愚民倍道也。下文云"从阴阳则生，逆之则死；从之则治，逆之则乱"，曰"从"曰"逆"，正分承"圣人""愚者"而言。行之故从，倍之故逆也。王注泥本字为说，未达假借之旨。

生气通天论

其气九州、九窍、五脏、十二节皆通乎天气。

王注曰："外布九州而内应九窍，故云九州、九窍也。"

樾谨按：九窍与九州初不相应，如王氏说将耳、目、口、鼻各应一州，能晰言之乎？今按"九窍"二字实为衍文，"九州"即"九窍"也。《尔雅·释兽》篇："白州驠。"郭注[②]曰："州，窍。"《北山经》："伦山有兽如麋，其川在尾上。"郭注曰："川，窍也。""川"即"州"字之误，是古谓"窍"为"州"。此云"九州"，不必更言"九窍"。"九窍"二字，疑即古注之误入正文者。味[③]王注云云，似旧有"九州，九窍也"之说，而王氏申说之如此，此即可推其致误之由矣。《六节藏象论》与此同误。

---

① 杨倞：唐代学者，官至刑部尚书。所著《荀子注》是《荀子》的最早注本。

② 郭注：指郭璞为《尔雅》所作注。郭璞（276—324），字景纯，河东闻喜县人（今山西省闻喜县），东晋文学家，精于训诂，曾注释《周易》《山海经》《穆天子传》《方言》和《楚辞》等古籍。

③ 味：玩味。

故圣人传精神。

王注曰："夫精神可传，惟圣人得道者乃能尔。"

樾谨按：王注非也。"传"读为[①]"抟"，聚也。抟聚其精神，即《上古天真论》所谓"精神不散"也。《管子·内业》篇："抟气如神，万物备存。"尹知章[②]注："抟，谓结聚也。"与此文语意相近。作"传"者，古字通用。

阳气者，烦劳则张，精绝。

樾谨按："张"字之上夺"筋"字。"筋张""精绝"两文相对，今夺"筋"字则义不明。王注曰："筋脉䐜张，精气竭绝。"是其所据本未夺也。

高梁之变，足生大丁。

王注曰："所以丁生于足者，四肢为诸阳之本也。"

樾谨按：王注非也。如其说，则手亦可生，何必足乎？《新校正》云："丁生之处，不常于足。盖谓膏梁之变，饶生大丁，非偏著足也。"是以足为饶足之足，义亦迂曲[③]。"足"疑"是"字之误。上云"乃生痤疿[④]"，此云"是生大丁"，语意一律。"是"误为"足"，于是语词而释以实义，遂滋曲说矣。

故阳气者，一日而主外。

樾谨按：上文云："是故阳因而上，卫外者也。"下文云："阳者，卫外而为固也。"是阳气固主外。然云"一日而主外"，

---

① 读为：注音兼释义的训诂学术语。用以表示文字的通假。后"读曰"同。

② 尹知章：唐代儒家学者，绛州翼城（今山西翼城）人。自小勤学，精通六经，所注《孝经》《老子》《庄子》《韩子》《管子》《鬼谷子》等，颇行于时。

③ 迂曲：牵强附会。

④ 痤疿（fèi 费）：指痱子和疮疖。

则义不可通。“主外”疑“生死”二字之误。下文云：“平旦人气生，日中而阳气隆，日西而阳气已虚，气门乃闭。”虽言生不言死，然既有生，即有死。阳气生于平旦，则是日西气虚之后已为死气也，故云“阳气者，一日而生死”。“生”与“主”，“死”与“外”，并形似而误。

味过于辛，筋脉沮弛，精神乃央。

王注曰：“央，久也。辛性润泽，散养于筋。故令筋缓脉润，精神长久。何者？辛补肝也。”《新校正》云：“按此论味过所伤，难作精神长久之解。央，乃殃也。古文通用。”

樾谨按：王注固非，《校正》谓是“殃”字，义亦未安。央者，尽也。《楚辞·离骚》：“时亦犹其未央兮。”王逸注曰：“央，尽也。”《九歌》：“烂昭昭兮未央。”注曰：“央，已也。”“已”与“尽”同义。“精神乃央”，言精神乃尽也。

阴阳应象大论

天有八纪，地有五里。

樾谨按：“里”当为“理”。《诗·朴棫[①]》篇郑笺[②]云：“理之为纪。”《白虎通[③]·三纲六纪》篇：“纪者，理也。”是“纪”与“理”同义。天言纪，地言理，其实一也。《礼记·月令》篇：“无绝地之理，无乱人之纪。”亦以“理”与“纪”对

---

① 朴棫（yù 玉）：《诗经·大雅》篇各作《棫朴》，当乙正。

② 郑笺：汉末郑玄《〈毛诗传〉笺》的简称。郑玄兼通今古文经学，他以《毛传》为主，兼采今文三家诗说，加以疏解。谦敬不敢言注，但云表明古人之意或断以己意，使可识别，故曰“笺”。

③ 白虎通：又称《白虎通义》《白虎通德论》。东汉汉章帝于公元七十九年召开白虎观会议，汉章帝亲自裁决今古文经义，由班固等整理成《白虎通义》一书，简称《白虎通》。

言。下文云："故治不法天之纪，不用地之理，则灾害至矣。"以后证前，知此文本作"地有五理"也。王注曰"五行为生育之井里"，以"井里"说"里"字，迂曲甚矣。

阴阳离合论

则出地者，命曰阴中之阳。

樾谨按："则"当为"财"。《荀子·劝学》篇："口耳之间则四寸耳。"杨倞注曰："则当为财与才同。"是其例也。财出地者，犹才出地者，言始出地也。与上文"未出地者"相对。盖既出地则纯乎阳矣，惟财出地者，乃命之曰"阴中之阳"也。

厥阴根起于大敦，阴之绝阳，名曰阴之绝阴。

樾谨按：既曰"阴之绝阳"，又曰"阴之绝阴"，义不可通。据上文①，太阳、阳明并曰"阴中之阳"，则太阴、厥阴应并言"阴中之阴"。疑此文本作"厥阴根起于大敦，阴之绝阳，名曰阴中之阴。"盖以其两阴相合，有阴无阳，故为"阴之绝阳"，而名之曰"阴中之阴"也。两文相涉，因而致误。

阴阳别论

别于阳者，知病忌时；别于阴者，知死生之期。

樾谨按："忌"当作"起"字之误也。上文云："别于阳者，知病处也；别于阴者，知死生之期。"《玉枢②真脏论》作"别于阳者，知病从来；别于阴者，知死生之期。""来"字与"期"字为韵，则"处也"二字似误。此云"知病起时"，犹彼

① 上文：前文提及太阳句为："太阳根起于至阴，结于命门，名曰阴中之阳。"提及阳明句为："阳明根起于厉兑，名曰阴中之阳。"

② 玉枢：据顾本当作"玉机"。

云“知病从来”也。盖别于阳则能知所原起，别于阴则能知所终极，故云尔。“忌”与“起”隶体相似，因而致误。

曰：“二阳之病发心脾，有不得隐曲，女子不月。”

王注曰：“隐曲，谓隐蔽委曲之事也。夫肠胃发病，心脾受之。心受之则血不流，脾受之则味不化。血不流故女子不月，味不化则男子少精。是以隐蔽委曲之事不能为也。”

樾谨按：王氏此注有四失焉。本文但言“女子不月”，不言“男子少精”，增益其文，其失一也；本文先言“不得隐曲”，后言“女子不月”，乃增出“男子少精”，而以“不得隐曲”总承男女而言，使经文到置[①]，其失二也；“女子不月”既著其文，又申以“不得隐曲”之言，而“男子少精”必待注家补出，使经文详略失宜，其失三也；《上古天真论》曰：“丈夫八岁，肾气实，发长齿更；二八，肾气盛，天癸至，精气溢泻。”是男子之精与女子月事并由肾气，“少精”与“不月”应是同病。乃以“女子不月”属之心，而以“男子少精”属之脾，其失四也。今按：下文云：“三阴三阳俱搏，心腹满，发尽不得隐曲，五日死。”注云：“隐曲为便泻也。”然则，不得隐曲，谓不得便泻。王注前后不照，当以后注为长。“便泻”谓之“隐曲”，盖古语如此。《襄十五年左传》：“师慧过宋朝，私[②]焉。”杜注[③]曰：“私，小便。”“便泻”谓之“隐曲”，犹“小便”谓之“私”矣。“不得隐曲”为一病，“女子不月”为一病，二者不得并为一谈。“不得隐曲”从下注，训为“不得便泻”，正与

---

① 到置：即倒置。

② 私：《左传》此字前原有“将”字。

③ 杜注：指杜预为《春秋》所作注解。杜预（222—285），字元凯，西晋著名学者，著有《春秋左氏经传集解》及《春秋释例》等。

脾病相应矣。

死阴之属，不过三日而死；生阳之属，不过四日而死。

樾谨按：下文云“肝之心，谓之生阳；心之肺，谓之死阴”。故王注于“死阴之属”曰：“火乘金也。”于“生阳之属”曰：“木乘火也。”是“死阴”“生阳”名虽有生死之分，而实则皆死征也。故一曰“不过三日而死”，一曰“不过四日而死”。《新校正》云：“别本作四日而生，全元起注本作四日而已，俱通。详上下文义，作死者非。”此《新校》之谬说。盖全本作“四日而已”者，“已”乃“亡”字之误。别本作“生”者，浅人[1]不察文义，以为“死阴”言死，“生阳”宜言生，故臆改之也。《新校》以“死”字为非，必以“生”字为是，大失厥旨矣。

灵兰秘典论

消者瞿瞿，孰知其要。

《新校正》云：“《太素》作‘肖者濯濯’。”

樾谨按：《太素》是也。“濯”与“要”为韵，今作“瞿”失其韵矣。《气交变大论》亦有此文[2]，“濯”亦误作“瞿”，而“消”字正作“肖”，足证古本与《太素》同也。

六节藏象论

心者，生之本，神之变也。

《新校正》云：“全元起本并《太素》作‘神之处’。”

---

① 浅人：谓浅薄之人。葛洪《抱朴子·行品》：“治细辨于稠众，非其人而尽言者，浅人也。”

② 此文：指“肖者瞿瞿，莫知其妙”句。

樾谨按："处"字是也，下文云"魄之处""精之处"，又云"魂之居""营之居"。并以"居""处"言，故知"变"字误矣。

此为阳中之少阳，通于春气。

《新校正》云："全元起本并《甲乙经》《太素》作'阴中之少阳。'"

樾谨按：此言肝藏也。据《金匮真言论》曰"阴中之阳，肝也"，则此文自宜作"阴中之少阳"，于义方合。王氏据误本作注[1]，而以"少阳居阳位"说之，非是。

五脏生成论

凝于脉者为泣。

王注曰："泣为血行不利。"

樾谨按：字书"泣[2]"字并无此义。"泣"疑"沍[3]"字之误。《玉篇[4]·水部》："沍，胡故切，闭塞也。""沍"字右旁之"互"，误而为"立"，因改为"立"而成"泣"字矣。上文云："是故多食盐，则脉凝泣而变色。""泣"亦"沍"字之误。王氏不注于前而注于后，或其作注时，此文"沍"字犹未误，故以"血行不利"说之，正"沍"字之义也。《汤液醪醴论》："荣泣卫除。"《八正神明论》："人血凝泣。""泣"字并当作"沍"。

---

① 王氏据误本作注：王冰注文为："以少阳居于阳位，而王于春，故曰阳中之少阳，通于春气也。"

② 泣：《说文解字》："无声出涕曰泣。"

③ 沍（hù 户）：闭塞、冻结。

④ 玉篇：古代一部按汉字形体分部编排的字书，作者为南朝梁太学博士顾野王。

徇蒙招尤。

王注曰："徇，疾也。蒙，不明也。言目暴疾而不明。招，谓掉也，摇掉不定。尤，甚也。目疾不明，首掉尤甚，谓暴病也。"

樾谨按：王氏说"招尤"之义甚为迂曲，殆①失其旨，今亦未详。其说"徇蒙"之义，亦未为得。《新校正》云："盖谓目睑瞤动疾数而蒙暗也。"此仍无以易乎王注之说。

今按："徇"者，"眴"之假字；"蒙"者，"矇"之假字。《说文・目部》："旬：目摇也，或作眴。""矇，童蒙也。一曰不明也。"是"眴""矇"并为目疾，于义甚显。注家泥"徇"之本义，而训为"疾"，斯多曲说矣。

异法方宜论

南方者，天地所长养，阳之所盛处也。

樾谨按："阳之所盛处也"当作"盛阳之所处也"，传写错之。

其民嗜酸而食胕。

樾谨按："胕"即"腐"字。故王注曰："言其所食不芳香②。"《新校正》曰："全元起云：'食鱼也。'""食鱼"不得谓之"食胕"，全说非。

移精③变气论

故可移精祝由而已。

樾谨按：《说文・示部》："䄓，祝䄓也。"是字本做"䄓"。

---

① 殆：大概。

② 芳香：王冰原注作"芬香"。

③ 精：原作"情"，据顾本改。

《玉篇》曰："䄂，耻雷切。"古文褶，是字又作"䄂"，此作"由"者，即"䄂"之省也。王注曰："无假毒药，祝说病由。"此固望文生训。《新校正》引全注云："祝由，南方神①。"则以"由"为"融"之假字，"由""融"双声，证以《昭五年·左传》"蹶由"，韩子《说林》② 做"蹶融"，则古字本通。然"祝融而已"文不成义，若然，则以本草治病即谓之神农乎？全说亦非。

汤液醪醴论

岐伯曰："当今之世，必齐毒药攻其中，镵石针艾治其外也。"

樾谨按："齐"当读为"资"。资，用也。言必用毒药及镵石针艾以攻治其内外也。《考工记》③："或四通方之珍异以资之。"注曰："故书'资'作'齐'。"是"资""齐"古字通。

精神不进，志意不治，故病不可愈。

《新校正》云："全元起本云：'精神进，志意定，故病可愈。'《太素》云：'精神越，志意散，故病不可愈。'"

樾谨按：此当以全本为长。试连上文读之："帝曰：'何谓神不使④？'岐伯曰：'针石，道也。精神进，志气定，故病可愈。'"盖精神进，志意定，即针石之道所谓"神"也。若如今本，则针石之道尚未申说，而即言病不可愈之，故失之不伦矣。

---

① 南方神：指祝融，本名重黎，中国上古神话人物，号赤帝，后人尊为火神。相传祝融的居所是南方的尽头，被认为是掌管南方之神。

② 说林：《韩非子》中的篇章。

③ 考工记：中国古代最早的手工业技术文献，现多认为是战国时期所作。

④ 使：运用、应用。

又试连下文读之："精神进，志意定，故病可愈。今精坏神去，营卫不可复收，何者？嗜欲无穷，而忧患不止，精气弛坏，营泣卫除，故神去之而病不愈也。""病不愈"句正与"病可愈"句反复相明[①]。若如今本，则上已言"不可愈"，又言"不愈"，文义复矣，且中间何必以"今"字作转乎？此可知王氏所据本之误，《太素》本失与王同。

去宛陈莝。

《新校正》云："《太素》'莝'作'茎'。"

樾谨按：王注云："去宛陈莝，谓去积久之水物，犹如草茎之不可久留于身中也。全本作'草莝'。"然则，王所据本亦是"茎"字，故以"草茎"释之。而又引全本之作"莝"者，以见异字也。今作"莝"则与注不合矣，高保衡等失于校正。

玉版论要

著之玉版，命曰合《玉机》。

樾谨按："合"字即"命"字之误而衍者。《玉机真脏论》曰："著之玉版，藏之脏腑，每旦读之，名曰《玉机》。"正无"合"字，王氏不据以订正，而曲为之说，失之。

容色见上下左右，各在其要。

《新校正》云："全元起本'容'作'客'。"[②]

樾谨按：王注曰："容色者，他气也。如肝木部内，见赤黄白黑色，皆谓他气也。"然则，王所据本亦是"客"字，故以"他气"释之。"他气"谓非本部之气，所谓"客"也。今作

---

① 明：阐明。

② 全元起本容作客：林亿《新校正》原文为："按全元起本，容，一作客。"

"容"误，高保衡等失于校正。

脉要精微论

浑浑革如涌泉，病进而色弊；绵绵其去如弦绝，死。

《新校正》云："《甲乙经》及《脉经》作'浑浑革革至如涌泉，病进而色；弊弊绰绰其去如弦绝者，死。'"

樾谨按：王本有夺误，当依《甲乙经》及《脉经》订正。惟"病进而色"义不可通，"色"乃"绝"之坏字，言待其病进而后绝也。"至如涌泉"者，一时未即死，病进而后绝；"去如绝弦"则即死矣。两者不同，故分别言之。

夫精明五色者，气之华也。

王注曰："五气之精华[1]，上见为五色，变化于精明之间也。"

樾谨按：王注殊误。"精明""五色"本是二事，"精明"以目言，"五色"以颜色言，盖人之目与颜色，皆足以决人之生死。下文曰："赤欲如白裹朱，不欲如赭；白欲如鹅羽，不欲如盐；青欲如苍璧之泽，不欲如蓝；黄欲如罗裹雄黄，不欲如黄土；黑欲如重漆色，不欲如地苍。五色精微象见矣，其寿不久也。"此承"五色"言之，以人之颜色决生死也。又曰："夫精明者，所以视万物，别白黑，审短长。以长为短，以白为黑，如是则精衰矣。"此承"精明"言之，以人之目决生死也。王氏不解此节之义，故注下文"精明"一节云"诫其误也"。不知此文是示人决生死之法，非诫庸工之误也。失经旨甚矣。

---

① 五气之精华：原注为"五气之精华者"。

反四时者，有余为精，不足为消。

王注曰："诸有余皆为邪气胜精也。"

樾谨按："邪气胜精"岂得但谓之"精"？王注非也。"精"之言[1]"甚"也。《吕氏春秋·勿躬篇》："自蔽之精者也。"《至忠篇》："乃自伐之精者。"高诱[2]注并训"精"为"甚"。"有余为精"言诸有余者皆为过甚耳。王注未达古语。

生之有度，四时为宜。

《新校正》云："《太素》'宜'作'数'。"

樾谨按：作"数"者是也。"度"与"数"为韵。

溢饮者，渴暴多饮，而易入肌皮肠胃之外也。

《新校正》云："《甲乙经》'易'作'溢'。"

樾谨按：王本亦当作"溢"。其注云："以水饮满溢，故渗溢易而入肌皮肠胃之外也。"此"易"字无义，盖正文误"溢"为"易"。故后人于注中妄增"易"字耳，非王本之旧。

推而上之，上而不下，腰足清也。推而下之，下而不上，头项痛也。

《新校正》云："《甲乙经》'上而不下'作'下而不上'；'下而不上'作'上而不下'。"

樾谨按：《甲乙经》是也。上文云："推而外之，内而不外，有心腹积也；推而内之，外而不内，身有热也。"是"外之而不外""内之而不内"，皆为有病，然则，此文亦当言"上之而不上""下之而不下"，方与上文一例。若如今本"推而上

---

① 之言：训诂学术语。属于声训，表示释者与被释者之间有时是同音的关系，有时是双声或迭韵的关系。后"之为言"同。

② 高诱：东汉著名学者，曾为《孟子》《吕氏春秋》《淮南子》等作注。

之，上而不下”“推而下之，下而不上”，则固其所耳，又何病焉？且阳升阴降，推而上之而不上，则阴气太过，故腰足为之凊。推而下之而不下，则阳气太过，故头项为之痛。王氏据误本作注，曲为之说，殆失之矣。

又按：“清”当为“凊”，《说文·冫部》：“凊，寒也。”故王注云：“腰足冷。”

平人气象论

死心脉来，前曲后居。

樾谨按：居者，直也。言前曲而后直也。《释名·释衣服》曰：“裾①，倨也。倨倨然直。”“居”与“倨”通。王注曰：“居，不动也。”失之。

玉机真脏②论

冬脉如营。

王注曰：“脉沉而深，如营动也。”

樾谨按：“深沉”与“营动”义不相应。据下文“其气来，沉以搏”，王注以“沉而搏击于手”释之，“营动”之义或取于此。然《新校正》云：“《甲乙经》‘搏’字为‘濡’。‘濡’，古‘软’字，乃冬脉之平调③。若沉而搏击于手，则冬脉之太过脉也。当从《甲乙经》‘濡’字。”然则，经文“搏”字本是误文，不得据以为说。

---

① 裾（jū 居）：衣服的前后襟。

② 脏：原作“象”，据顾本改。

③ 乃冬脉之平调：原注为“乃冬脉之平调脉”。

今注“营”之言回绕也。《诗·齐谱正义》[①] 曰：“水所营绕，故曰营丘。”《汉书·吴王濞传》《刘向传》注并曰：“营，谓回绕之也。”字亦通作“萦”。《诗·樛木》篇《传》[②] 曰：“荣，旋也。”旋亦回绕之义。冬脉深沉，状若回绕，故如“营”。

五脏受气于其所生，传之于其所胜，气舍于其所生，死于其所不胜。

樾谨按：两言“其所生”，则无别矣，疑下句衍“其”字。其所生者，其子也；所生者，其母也。《脏气法时论》：“夫邪气之客于身也，以胜相加。至其所生而愈，至其所不胜而甚，至于所生而持。”王注解“其所生”曰：“谓至己所生也。”解“所生”曰：“谓至生己之气也。”一曰“其所生”，一曰“所生”，分别言之，此亦当同矣。

宝命全形论

岐伯对曰：“夫盐之味咸者，其气令器津泄；弦绝者，其音嘶败；木敷者，其叶发。病深者，其声哕。人有此三者，是为坏府。毒药无治，短针无取，此皆绝皮伤肉，血气争黑。”

《新校正》云：“按《太素》云：‘夫盐之味咸者，其气令器津泄；弦绝者，其音嘶败；木陈者，其叶落。病深者，其声哕。人有此三者，是为坏府。毒药无治，短针无取，此皆绝皮

---

① 诗齐谱正义：《诗·齐谱》为东汉末学者郑玄所作，《正义》系指唐孔颖达所编《毛诗正义》。

② 传：指《毛诗故训传》，简称《毛传》，传为汉代毛诗学派毛亨所作，是现存最早的《诗经》注本。

伤肉，血气争黑。三字与此经不同，而注意大异。’杨上善云[①]：‘言欲知病微者，须知其候。盐之在于器中，津液泄于外，见津液而知盐之有咸也。声嘶，知琴瑟之弦将绝。叶落[②]，知陈木之已尽。举此三物衰坏之征以比声哕，识病深之候。人有声哕同三譬者，是为府坏之候。中府坏者，病之深也。其病既深，故针药不能取，以其皮肉血气各不相得故也。’再详上善作此等注义，方与黄帝上下问答义相贯穿。王氏解“盐咸”“器津”，义虽渊微，至于注“弦绝”“音嘶”“木敷”“叶发”，殊不与帝问相协，考之不若杨义之得多也。”

樾谨按：杨上善注以上三句譬下一句，义殊切当。“木敷”“叶发”亦当从彼作“木陈”“叶落”，本是喻其衰坏，自以“陈”“落”为宜也。惟“人有此三者”句尚未得解。经云“有此三者”，不云“同此三者”，何得以“同三”譬说之？疑“此皆绝皮伤肉，血气争黑”十字当在“人有此三者”之上。“绝皮”一也，“伤骨[③]”二也，“血气争黑”三也，所谓“三者”也。“病深”而至于“声哕”，“此皆绝皮伤肉，血气争黑。人有此三者，是谓坏府。毒药无治，短针无取”。文义甚明，传写颠倒，遂失其义。

又按：《太素》与此经止“陈”“落”二字不同，而《新校正》云“三字”者，盖“其音嘶败”王本作“其音嘶嗄”。故注云：“阴囊津泄而脉弦绝者，诊当言音嘶嗄，败易旧声尔。”又曰：“肺主音声，故言音嘶嗄。”皆以“嘶嗄”连文，是其所据经文必作“嘶嗄”，不作“嘶败”，与《太素》不同，故得有

① 云：林亿《新校正》此字前原有“注”字。
② 落：林亿《新校正》此字后原有“者”字。
③ 骨：据文义，当为“肉”。

三字之异也。

八正神明论

故日月生而泻，是为脏虚。

樾谨按：上云“月始生，则血气始精，卫气始行。”又云：“月生无泻。”并言“月”不言“日”，且“日”亦不当言“生”也。“日”疑“曰”字之误。

四时者，所以分春秋夏冬之气所在，以时调之也。八正之虚邪，而避之勿犯也。

樾谨按：“调”下衍“之也”二字。本作“四时者，所以分春秋夏冬之气所在，以时调八正之虚邪而避之，勿犯也”。今衍“之也”二字，文义隔绝。

慧然在前，按之不得，不知其情，故曰形。

樾谨按：“慧然在前”，本作“卒然在前”。据注云：“‘慧然在前，按之不得。’言三部九候之中，卒然逢之，不可为之期准也。《离合真邪论》曰：‘在阴与阳，不可为度，从而察之；三部九候，卒然逢之，早遏其路。’此其义也。”注中两“卒然”字，正释经文“卒然在前”之义。因经文误作“慧然”，遂改注文，亦作“慧然在前”，非王氏之旧也。寻经文所以致误者，盖涉下文“慧然独悟，口弗能言”而误。王于下文注曰：“慧然谓清爽也。”则知此文之不作“慧然”矣，不然何不注于前，而注于后乎？

离合真邪论

不可挂以发者，待邪之至时而发针泻矣。

樾谨按：“不可挂以发者”六字衍文，“泻”字乃“焉”字之误，本作“待邪之至时而发针焉矣”。盖总承上文而结之。上文一则曰：“其来不可逢，此之谓也。”一则曰：“其往不可追，此之谓也。”此则总结之，曰“待邪之至时而发针焉矣”，正对黄帝“候气奈何”之问[1]。今衍此六字，盖涉下文而误。下文云：“故曰知机道者不可挂以发，不知机者扣之不发。”今误入此文，义不可通。又据上文，虽是言“泻”，然“发针泻矣”，殊苦不词[2]，盖“泻”与“焉”形似[3]而误耳。

---

① 正对黄帝……之问：指此段皆岐伯承黄帝问“候气奈何”而生发。
② 不词：不成词。
③ 形似：此谓“泻”古字作“寫”，与“焉”形近。

黄帝内经素问校义

胡　澍

【说明】《黄帝内经素问校义》系清末著名学者胡澍所著，由序、事状、正文三部分组成。其中正文部分收录39则校记，对《素问》中部分疑难字词、文句等奥义多所阐发。

胡澍（1825－1872），字荄甫，又字甘伯，号石生。安徽绩溪人。咸丰九年举于乡，后捐升郎中，分发户部山西司。中年多病，遂留心医学，撰写《黄帝内经素问校义》一卷，可惜尚未草创完毕就因病辞世。胡澍精于小学，又兼通医理，其撰写《黄帝内经素问校义》时以精心觅得的宋本《内经》为底本，以元熊氏本（简称熊本）、明《道藏》本（简称藏本）等为参照，运用各种考据方法，旁征博引，对《素问》中部分错讹疑难处正本清源，纠错校讹，进行了翔实考证，对于后学大有裨益。

《黄帝内经素问校义》有多种版本，主要包括：《滂喜斋丛书》本、清光绪五年己卯（1879）夏世泽楼刊本、清光绪九年癸未（1883）蛟川二仁堂刊本、《三三医书》本、《珍本医书集成》本等。本次校注整理选择以时间较早、质量较好的光绪乙卯夏世泽楼刊本为底本，以清光绪九年癸未蛟川二仁堂刊本为主校本，以《三三医书》本等为参校本。

序

《汉志》录医家言，首《黄帝内经》。《隋志》有全元起注《内经》，已佚不可尽见。今所传惟唐王冰注本，章句已非全氏之旧矣，然古字、古义尚有存者。明以来传刻本尤多淆乱，庸师俗工习非成是[①]，莫可究诘[②]。

绩溪胡君荄甫精研小学。中年多病，留心方书。得宋本《内经》，用元熊氏本[③]、明《道藏》本[④]及唐以前载籍勘正之，多所发明。

如“饮食有节，起居有常，不妄作劳”，全元起注本云：“饮食有常节，起居有常度，不妄不作。”君谓“作”与“诈”同，《月令》[⑤]：“毋或作为淫巧。”郑注曰：“今《月令》‘作为’为‘诈伪’。”“不妄”与“不作”相对为文。“作”古读若“胙”，上与“数”“度”为韵，下与“俱”“去”为韵。王氏改“不妄不作”为“不妄作劳”，是误读“作”为“作为”之“作”，而以“作劳”连文，殊不成义。

又“不知持满，不时御神”，君谓“时，善也”，“不时御神”谓“不善御神”也。《小雅·弁》篇“尔淆既时”，《毛传》：“时，善也。”

---

① 习非成是：本作“习非胜是”。语本扬雄《法言·学行》：“习乎习，以习非之胜是，况习是之胜非乎?”意谓错误成了习惯，反以为是正确的。

② 究诘：深入探究。

③ 熊氏本：指明成化十年熊氏种德堂刻本《素问》，此本系仿元刻本。

④ 道藏本：指正统道藏本《黄帝内经素问补注释文》，简称“《道藏》本”。

⑤ 月令：《礼记》篇名。

又夫“上古圣人之教下也，皆谓之”，全元起注本云“上古圣人之教也，下皆为之”。君谓“下皆为之”言“下皆化之也”。《书·梓材》“厥乱为民”，《论衡·效力》篇引作“厥率化民”，是“为”即“化”也。作“谓”者，“为”之借字。王氏误以“谓”为“告谓”之“谓”，乃升“下”字于上句“也”字之上，失其指①矣。

又“唯圣人从之，故身无奇病”，君谓“奇”当为“苛”，字形相似而误。“苛”亦病也。古人自有复语，字本作“疴”。《说文》：“疴，病也。”下文“逆之则灾害生，从之则苛疾不起，是谓得道”上承此文而言，则“奇病”之当作“苛病”明矣。“苛疾”与“灾害”对举，则“苛”亦为病明矣。

又“道者，圣人行之，愚者佩之”，君谓“佩”读为“倍”，《说文》：“倍，反也。”“圣人行之，愚者佩之”谓“圣人行道，愚者倍道也”。《荀子·大略》篇“一佩易之”，注：“佩或为倍。”是古通用之证。

又“故圣人传精神”，君谓“传”当为“抟”字之误也。“抟”与“专”同言圣人精神专一、不旁骛也。古书“专”一字多作“抟”。《系辞传》“其静也专”，《释文》“‘专’本作‘抟’”，《昭二十五年左传》“若琴瑟之专一”，《释文》“‘专’本作‘抟’”，《史记·秦始皇纪》“抟心揖志”，《索隐》“抟，古专字”，皆其证。

又“此阴阳更胜之变，病之形能也”，君谓“能”读为“态”。《荀子·天论》篇“耳目鼻口，形能各有接而不相能也”，“形能”亦“形态”，《楚辞·九章》“固庸态也”，《论

---

① 指：旨意。

衡·累害》篇“态作能”，《汉书·司马相如传》“君子之态”，《史记》徐广[①]本“态作能”，皆古人以“能”为“态”之证。

并因刊正文字达其训，故别白[②]精审，涣然冰释。虽于全书尚未卒业[③]，然专绪[④]已立，必有赓续[⑤]之者。寿曾尝论医家之有《内经》，博大精深，与儒家之五经同，而无义疏之学。海内学人而知医者，曷[⑥]即王冰之注，辅以全氏逸义，用治疏法说其声训名物，更采《灵枢》《难经》以下古医家言，疏通证明，俾轩岐大业昭揭[⑦]于世，不为庸师俗工所蔀[⑧]，则君此书，其先河矣！

因读君书，附论及之。

光绪辛巳[⑨]春三月癸亥朔[⑩]仪征刘寿曾[⑪]识于冶城山馆

---

① 徐广：南朝宋时人，著有《史记音义》。

② 别白：指分辨明白。

③ 卒业：完成未竟的事业或工作。胡澍病故前并未完成《黄帝内经素问校义》一书的撰写。

④ 专绪：端绪。

⑤ 赓续：继续。

⑥ 曷：何不，表反问语气。

⑦ 昭揭：显扬宣示。

⑧ 蔀（bù 部）：遮蔽。

⑨ 光绪辛巳：即光绪七年，公元1881年。

⑩ 朔：农历每月初一。

⑪ 刘寿曾：（1838—1882），字恭甫，一字芝云，江苏仪征人。清代经学家，祖父刘文淇、父刘毓嵩精擅经学。著有《春秋五十凡例表》《临川答问》《传雅堂诗集》等。

目录

户部郎中胡君荄甫事状[1]

同治十一年，岁在壬申，八月十四日，荄甫户部以疾卒于京邸，年四十有八。讣至，培系为文哭之。

君所著《内经校义》，今刑部尚书潘伯寅先生为刻于都中，培系以南方学人不易观，乃重为刊布。自念与君少同学，长同志，知君最深。刻既竟，因撰次君之行事为状，以乞志传，俾后世有考焉。

君讳澍，字荄甫，一字甘伯，号石生。绩溪县城北人。先世三山公讳舜陟[2]，宋大观三年进士，历官徽猷阁待制，赠少师，宦迹见《宋史本传》。著有《论语义》《师律阵图》《奏议文集》《咏古诗》《三山老人语录》。仲子苕溪公[3]，讳仔，知[4]晋陵县事。著有《孔子编年》《苕溪渔隐丛话》，国朝收入《四库全书》。传至明充寰公，讳思伸，万历乙未进士，官至右佥都御史、巡抚保定等府、提督紫荆等关，宦迹见府县志。著有《督抚奏议》《边垣图纪》。是为君八世祖。自充寰公以下入国朝，潜德弗耀。君之曾祖公，讳立三，貤赠[5]儒林郎。祖时未

---

① 事状：犹“形状”，指履历、事迹等。

② 舜陟：胡舜陟（1083—1143），字汝明，晚号三山老人。宋徽宗大观三年进士，历官徽猷阁待制、集英殿修撰、庐州知府、广西经略使等，后受诬下狱死，后赠封少师。

③ 苕溪公：即胡仔（1110—1170），字元任，胡舜陟次子。隐居苕溪，自号“苕溪渔隐”。著有诗论著作《苕溪渔隐丛话》。

④ 知：主持。

⑤ 貤（yí 移）赠：将自身和妻室封诰呈请朝廷移赠给先人。貤，通“移”，转移。《汉书·武帝纪》：“无所流貤。”

公，讳仕耒。例授登仕郎，赠儒林郎，晋赠朝议大夫。父正晖公，讳尚昱，例授儒林郎，候选直隶州同知，赠奉政大夫。曾祖母高氏，貤赠安人[①]。祖母许氏，赠安人，晋赠恭人。母周氏、生母程氏，俱赠宜人。庶母叶氏，例封安人。

州同公[②]性孝友，家夙贫，虑无以供甘旨，乃弃儒而贾。往来江浙间数十年，遂致饶裕。以好义博施著闻于时，邑有善举无不预焉。年五十尚无子，七十有子七人，人咸谓积善之报。君其长也，幼颖悟，父母奇爱之。

一日，州同公过先君塾中，见其所以教培系兄弟者，心敬异之，乃命君受业焉。君时方九龄，培系年十二。自此以至弱冠，凡读书作文，饮食居处，无不与君共之。

君沉默寡言，所诵读不烦督责，先君视之异于群弟子。年十四，丁生母程太宜人忧[③]，哀毁如成人。早有文誉，年十六七，与邑中知名士结社相酬唱。辛丑秋，修禊[④]于邑东石照山，绘图赋诗，君年最少，侪辈皆折服。癸卯秋，先君膺疾，君与培系星夜走二十里求医药。先君捐馆[⑤]，君襆被就培系兄弟于苫块[⑥]中，与同卧起，古所谓"心丧"，于君见之。

甲辰，君与培系兄弟读书郡城之紫阳书院。是岁，以古学受知于督学季文敏公芝昌，补徽州府学生。丙午，偕培系就试

---

① 安人：与下文"恭人""宜人"皆为封建社会中命妇的封号。

② 州同公：指胡澍之父。

③ 丁生母程太宜人忧：指遭遇生母去世。丁忧，遭逢父母的丧事，也称"丁艰"。

④ 修禊（xì 细）：古代民俗节日。人们于农历三月三月初三到水边嬉戏，以祓除不祥，称为修禊。禊：古代在水边举行的一种祭礼。

⑤ 捐馆：死亡的婉辞。又叫"捐馆舍"。

⑥ 苫块："寝苫枕块"的略语，意为铺草苫，枕土块。苫，草席。块，土块。按照古礼，居父母之丧，孝子以草荐为席，土块为枕。

金陵。棹邗江，览红桥、竹西诸胜。阻风京口，登金山寺浮图①，培系及半欲止，君强捋培系手，直穷其巅。于是道吴门，溯钱塘，泛舟西湖，经月始返。

是时，购得洪稚存、孙渊如、黄仲则诸先生著述，慨然有志其为人。渊如先生集中有《释人》一篇，君博稽古训为之疏通证明。嘉定朱亮甫先生右曾见其书曰："某行年五十，阅人颇多，英年嗜学如君者，实所罕观。"君益自奋励，常思发名成业以显扬其亲。未几，周太宜人暨州同公相继弃养②。

君营葬事毕，乃负笈杭州，从溧阳缪武烈公梓习制举业。君弱冠以前所作时艺③不甚合绳墨，而时有英锐之气。至是，武烈公教以古文之法为时文。君乃大喜，每闻公绪论，条记为一编，曰《尊闻录》。心摹手追，务竟其学。

已未举于乡。庚申春，计偕入都，至清江，道梗折回。是岁二月，粤匪窜绩溪，君旧居大厦一夕变为灰烬，遗业荡然。杭城旋亦失守，君归则已无家，乃携眷属奔走浙东西。自是烽火惊天，几无所托命矣。壬戌，杭城再陷，君挈幼子良驹间关险难，同至苏州，遇救得脱。旋由沪上附轮船北上。

乙丑会试报罢，援例授内阁中书。寻乞假南归。戊寅会试复不第④，乃捐⑤升郎中，分发户部山西司。是时仕途冗杂，司员需次甚夥。君资浅无可自见，仍以著书为事，不妄与人酬酢。体素羸，又以更历忧患，精力损耗。壬申二月，与培系书云：

---

① 浮图：梵语音译，对佛或佛教徒的称呼，此指佛塔。

② 弃养：父母亡故的委婉说法。

③ 时艺：即时文、八股文。

④ 不第：指科举不中，犹"落第"。

⑤ 捐：即纳资求官，又称"捐纳"，是封建时代为弥补财政困难，允许士民捐纳钱物以取得爵位、官职的一种方式。

“尝以风尘驰逐，验轮蹄[①]之铁，每岁必销寸许。况以脆薄之身当之，无怪其然矣。某入都来，痔疮已成痼疾，频发无休。而他疾之婴[②]身者，靡月不有。年未五十，兴致索然。数年后便料理归休矣。人生能得数十卷书以传后，而有佳子孙以葆守，胜于万户侯多多矣。某思之，慕之，而东涂西抹，迄用无成，可惧也。”此君之绝笔。

呜呼！君固淡于宦情，笃于撰述。曩[③]见家竹邨先兄、郝兰皋年丈，皆官户部，并以绝学名当世。窃冀君踵其辙，天奈何既啬其遇，又啬其年，使君仕宦既不成，著书又不就，徒抱其所蕴蓄而郁郁以终斯生，人之极哀已。

君少有至性，事父母愉色婉容，终身有孺子之慕[④]，与诸弟尤友爱。少弟祥麟，以浙江候补府经历从戎衢州，积劳成疾。君得耗，促装赴衢，为之称药量水，衣不解带者匝月。弟殁，又为扶榇归葬，行路哀之。

君身裁[⑤]中人，文弱如不胜衣，而遇事有胆略。于所亲厚同患难，托死生，毅然引为己任。与人交，不为崖岸[⑥]，和易温婉，人以是亲之。然胸中泾渭划然，不肯随俗俯仰。尝历数

---

① 轮蹄：车轮与马蹄。代指车马。

② 婴：缠绕。

③ 曩：从前。

④ 孺子之慕：原意是小孩哭悼追思死去的父母，后用以指对父母的孝敬之心。孺，幼童；慕，追思。

⑤ 裁：通“才”。《汉书·王贡两龚鲍传序》：“裁日阅数人，得百钱足自养，则闭肆下帘而授《老子》。”颜师古注：“裁与才同。”

⑥ 崖岸：本义为山崖堤岸，这里引申为矜持、孤高。

交游，私为籍记而第[1]其甲乙。培系戏谓曰：“君为月旦评[2]乎？抑为《古今人表》[3] 乎？”君笑谢之。

培系与君客缪武烈公前后六七年，与同门余姚周君双庚、会稽赵君叔、溧阳王君西垞、缪君芷汀、稚循昆季[4]，以文章道谊相切磋。数君俱负旧才，然皆雅爱君。每考古订今、搜奇选胜，非君在不乐也。一时经学淹通之士，如归安杨君见山、德清戴君子高，皆与君一见如旧相识。居京师时，潘伯寅先生方官户部侍郎，引为文字交。潘氏滂喜斋所刻唐释湛然《辅行记》，君所掇录也。君之援例户曹也，王君西垞厚资之。君殁，潘司农暨家芸楣比部[5]为之经纪其丧，且为归其旅榇[6]及其眷属，又为刻其遗书。数公风谊为不可及，亦君之贤有以致之也。

君总角[7]能诗。初学太白，稍长自以为不足传，遂不复作。骈体文有齐梁风味，亦不多作。先君授以段氏《说文注》、顾氏[8]《音学五书》、江氏[9]《四声切韵表》诸

---

① 第：评定。

② 月旦评：东汉末年评议人物风行，汝南许劭兄弟均为当时名士，时常对当代人物进行品评、褒贬，常在每月初一举行，故称“月旦评”。

③ 古今人表：指《汉书·古今人表》，其以古代人物为经，以品第人物为纬，按九品分了九栏。品第标准，是以人的品行为主，参之以事功的大小和学术的高低。

④ 昆季：兄弟。长为昆，幼为季。

⑤ 比部：明清时对刑部及其司官的习称。

⑥ 旅榇（chèn 衬）：客死者的灵柩。

⑦ 总角：指童年。旧时儿童束发为两结，向上分开，形状如角，故称总角。

⑧ 顾氏：指明末学者顾炎武，著有《音学五书》，分音论、诗本音、易音、唐韵正、古音表5个部分，对上古音进行了系统阐述，影响甚大。

⑨ 江氏：指清代学者江永，《四声切韵表》系其音韵学研究的代表作。

书，遂通声音训诂之学。后见高邮王氏书，益笃嗜之，虽在逆旅中尘积满案，暇必展卷玩索。每得一义，则怡愉累日。庚申以后不获常聚首，然每见，辄以所心得者相质证，娓娓不倦。少时所著《释人疏证》《左传服氏注义》《通俗文疏证》俱毁于兵火。中年多病，因治医术，时有超悟。后于都肆得宋刻《内经》，乃以元熊氏本、明《道藏》本及唐以前古书悉心校勘，发明古义，撰《内经校义》。草创未就，今存数十条，诂说精确，其义例略如王氏[①]《读书杂志》。又为从兄印溪校刊先茗溪公《孔子编年》，于本书之外博考先圣事迹之见于他书者，以为之跋，极称赅洽。又《淮南子》《一切经音义》均有校本。又著有《墨守编》《正名录》，俱未成。

君精刻印，工篆书，得秦汉人遗意，至今学人珍之。性嗜蓄书，每下直[②]辄至琉璃厂书肆搜求善本，触其所好必购得之，虽典质[③]不少怯，所积至五千余卷。尝自言于春秋慕叔向[④]，于西汉慕刘向，欲颜[⑤]所居曰“二向堂”。其志趣如此。

吾族人丁蕃盛。培系与君自始祖以下十五传，皆同祖嗣，后各为一支，培系于君为族叔祖。君幼受经于先君，遂倍相亲昵，中更多难，倚之如左右手。遇困厄，君恒典

---

① 王氏：指清代朴学大师王念孙，《读书杂志》系其校勘训诂名作。

② 下直：在宫中值班结束。

③ 典质：即典押。

④ 叔向：春秋后期晋国贤臣，以正直和才识见称于时，孔子对其评价很高，赞其为“古之遗直”。

⑤ 颜：指题字于匾额之上。

衣济之。培系为戚某所齮龁①，君力为捍蔽，不避嫌怨。培系性褊急，于内外人己间，每不善处，多致缪盭②，君常婉言讽谕。当抑郁不自得时，得君一言，辄涣然冰释，亦不自知其何心也。盖自少至老数十年，共尝甘苦，不以荣枯得丧易其心者，惟君一人而已。方谓生为我鲍叔③，死为我巨卿④，岂意君竟先我而逝耶！伤哉！

君生于道光五年乙酉四月初二日，卒葬邑南门外之洪上塘。娶周氏，封宜人。再娶万氏，子二，长良恭，议叙九品衔，周出；次良驹，国子监生，万出。女二，俱周出。一适李□□，一适□□□。孙男□人，孙女□人。良驹器宇魁伟，举止颇肖君，殆能世其学者。

光绪六年岁次庚辰八月族叔祖培系谨状

① 齮龁（yǐhé 已和）：侧齿咬噬，引申为毁伤、龃龉。

② 盭（lì 利）：乖违。

③ 鲍叔：指春秋时齐人鲍叔牙，以知人并笃于友谊称于世。后常以“鲍叔”代称知己好友。

④ 巨卿：指汉人范式，字巨卿，素为信士，笃于友情，生死无间。

黄帝内经素问校义

素　问

宋·林亿等校曰："按王氏不解所以名'素问'之义。全元起有说云：'素者，本也；问者，黄帝问岐伯也。方陈性情之源，五行之本，故曰《素问》。'元起虽有此解，义未甚明。按《乾凿度》① 云：夫有形者，生于无形。故有太易，有太初，有太始，有太素。太易者，未见气也；太初者，气之始也；太始者，形之始也；太素者，质之始也。气形质具，而瘵②由是萌生。故黄帝问：'此太素，质之始也。''素问'之名，义或由此。"

俞氏理初③《持素目录序》曰："《素问》名义，如'素王'④ 之'素'。黄帝以大神灵，遍索先师所惜，著之精光之论，仍复请藏慎传。古人刑名八索九丘，素、索、丘，皆空也，刑、病皆空。设之欲人不犯法，不害性。故曰：'汤液醪醴，为而不用。'"

澍案：全说固未甚明，林说亦迂曲难通。俞氏以"索"证"素"，是矣。而云"素、索、丘，皆空也"，虽本刘熙、张衡为说，见《释名》及《昭十二年左传正义》，实亦未安。

今案：素者，法也。郑注《士丧礼》⑤ 曰："形法定为素。"

---

① 乾凿度：汉代《易》学纬书，全称为《易纬乾凿度》。

② 瘵（zhài 债）：病。《说文·疒部》："瘵，病也。"

③ 俞氏理初：指清代学者俞正燮（1775—1840），字理初，于史学、天文、医学等颇有研究，著有《癸巳类稿》《癸巳存稿》等。《持素目录序》收录于《癸巳类稿》。

④ 素王：犹空王。谓具有帝王之德而未居帝王之位者，古代常以此来指孔子。

⑤ 士丧礼：《礼记》篇名。

《宣十一年左传》曰："不愆于素。"《汉博陵太守孔彪碑》曰："遵王之素。""素"皆谓"法"字，通作"索"。《六节藏象论》注《八素经》，林校曰："素，一作索。"《书序》"八索"、《昭十二年左传》"八索"，《释文》并曰："索，本作素。"《昭十二年左传》："是能读三坟五典、八索九丘。"贾逵曰："八索，三王之法。"《定四年》①："传疆以周索。"杜预曰："索，法也。"黄帝问治病之法于岐伯，故其书曰《素问》。素问者，法问也。犹后世扬雄著书谓之《法言》② 矣。三坟五典、八索九丘，"典""索"皆得训"法"。夫曰"五法、八法之问"，义无乖牾③。若如俞说，则是"八索"为"八空"，"九丘"为"九空"，"素问"为"空问"，不词孰甚焉。故特辨之。

刘向《别录》云："言阴阳五行以为黄帝之道，故曰太素。《素问》乃太素之问答。"义可证焉。而其言不曰"问索"，而名"素问"者，犹屈原《天问》之类也，倒其语焉尔。赵希弁《读后志》④ 云："昔人谓《素问》为'素书'，黄帝之问，犹言'素书'也。"皆与全说同。

人将失之邪。

"今时之人，年半百而动作皆衰者，时世异邪？人将失之邪？"

澍案："人将失之邪"当作"将人失之邪"。下文曰："人年老而无子者，材力尽邪？将天数然也？""也"与"邪"古字通。《大戴礼·五帝德》篇："请问：'黄帝者，人邪？抑非人邪？'"

---

① 定四年：指《左传·定公四年》。

② 法言：西汉学者扬雄仿《论语》而作的语录体著作。

③ 乖牾（wǔ 伍）：抵触。同"乖迕"。

④ 读后志：即《读书后志》。作者赵希弁，字君锡，南宋史学家，博学好古，曾两次参与《郡斋读书志》的刊刻工作，撰有《读书附志》《读书后志》等。

《乐记正义》引“邪”作“也”。《史记·张仪传》：“此公孙衍所谓邪。”《秦策》①“邪”作“也”。《淮南·精神》篇：“其以我为此拘拘②邪。”《庄子·大宗师》篇“邪”作“也”是也。上句用“邪”，而下句用“也”者，书传中多有之。《昭二十六年左传》：“不知天之弃鲁邪？抑鲁君有罪于鬼神，故及此也？”《史记·淮南衡山传》：“公以为吴兴兵，是邪？非也？”《货殖传》：“岂所谓素封者邪，非也？是也？”《征四失论》曰：“子年少智未及邪？将言以杂合邪？”与此文同一例。“将”，犹抑也。“时世异邪？将人失之邪”谓“时世异邪？抑人失之邪？”“材力尽邪？将天数然也”谓“材力尽邪？抑天数然邪？”“子年少智未及邪？将言以杂合邪”谓“子年少智未及邪？抑言以杂合邪？”注以“将”为“且”，失之。《楚策》曰：“先生老悖乎？将以为楚国袄祥乎？”《汉书·龚遂传》曰：“今欲使臣胜之邪？将安之也？”“也”与“邪”通。《楚辞·卜居》曰：“吾宁悃悃③款款，朴以忠乎？将送往劳来，斯无穷乎？宁诛锄草茅，以力耕乎？将游大人，以成名乎？”以上“将”字，亦并为词之“抑”。

食饮有节，起居有常，不妄作劳。

“上古之人，其知道者，法于阴阳，和于术数，食饮有节，起居有常，不妄作劳，故能形与神俱，而尽终其天年，度百岁乃去。”“食饮有节”三句，林校曰：“按全元起注本云：‘饮食有常节，起居有常度，不妄不作。’《太素》同。”

澍案：全本、杨本，是也。“作”与“诈”同。《月令》：“毋或作为淫巧，以荡上心。”郑注曰：“今《月令》‘作为’为‘诈

① 秦策：指《战国策·秦策》。
② 拘拘：拘挛不伸貌。
③ 悃悃（kǔnkǔn 捆捆）：忠诚貌。

伪’。”《荀子·大略》篇曰：“蓝苴路作，似知而非。”“作”亦“诈”字。“法于阴阳，和于术数”，相对为文①；“饮食有常节，起居有常度”，相对为文；“不妄”与“不作”，相对为文。《征四失论》曰：“饮食之失节，起居之过度。”又曰：“妄言作名。”亦以“节”“度”“妄”“作”对文。“作”古读若“胙”②，上与“者”“数”“度”为韵，下与“俱”“去”为韵。王氏改“饮食有常节，起居有常度”为“食饮有节，起居有常”，则句法虚实不对。改“不妄不作”为“不妄作劳”，是误读“作”为“作为”之“作”。杨上善《太素注》误同。而以“作劳”连文，殊不成义，既乖经旨，又昧③古人属词之法，且使有韵之文不能谐读。一举而三失随之。甚矣！古书之不可轻改也。

以耗散其真。

“以欲竭其精，以耗散其真”。林校曰：“按《甲乙经》‘耗’作‘好’。”

澍案：“以耗散其真”与“以欲竭其精”句义不对。则皇甫本作“好”，是也。“好”读“嗜好”之“好”，“好”亦“欲”也。凡经传言“嗜好”，即“嗜欲”；言“好恶”，即“欲恶”。《孟子·告子》篇：“所欲有甚于生者。”《中论·夭寿》篇作“所好”。《荀子·不苟》篇：“欲利而不为所非。”《韩诗外传》作“好利”。作“耗”者，声之误耳。王注谓：“轻用曰耗。”乃臆说，不可通。

不时御神。

“不知持满，不时御神。”林校曰：“按别本，‘时’作‘解’。”

澍案：“时”字是，“解”字非也。时，善也。“不时御神”

---

① 相对为文：即“对文”，指意义相反或关联的词句相对成文。

② 胙（zuò 作）：古代祭祀时的祭肉。《说文解字》：“胙，祭福肉也。”

③ 昧：不明。这里用如动词，搞混之意。

谓不善御神也。《小雅·頍弁[①]》篇："尔肴既时。"《毛传》曰："时，善也。"《广雅》[②] 同。"解"与"时"形声均不相近，无缘致误，亦无由得通。盖后人不明"时"字之训，而妄改之。且"善"亦有"解"义。《学记》[③]："相观而善之谓摩。"《正义》曰："善，犹解也。"是也。愈不必改为"解"矣。

夫上古圣人之教下也，皆谓之。

林校曰："按全元起注本云：'上古圣人之教也，下皆为之。'《太素》《千金》同。杨上善云：'上古圣人使人行者，身先行之，为不言之教。不言之教胜有言之教，故下百姓仿行者众。故曰：'下皆为之。''"

澍案：全本、杨本、孙本及杨说，是也。"夫上古圣人之教也"句，"下皆为之"句。"下皆为之"言"下皆化之"也。《书·梓材》："厥乱为民。"《论衡·效力》篇引作"厥率化民"。是"为"即"化"也。王本作"谓"者，"为"之借字耳。《僖五年左传》曰："一之谓甚，其可再乎？"《六微旨大论》曰："升已而降，降者谓天。降已而升，升者谓地。"《昭元年传》曰："此之谓多矣，若能少此，吾何以得见。"《十年传》曰："佻之谓甚矣，而壹用之。"《二十一年传》曰："登之谓甚，吾又重之。"《周语》曰："守府之谓多，胡可兴也？"《晋语》曰："八年之谓多矣，何以能久？"《大戴礼·少间》篇曰："何谓其不同也？"此从元本。《楚策》曰："人皆以谓公不善于富挚。"《管子·霸言》篇曰："故贵为天子，富有天下，而我不谓

---

① 頍弁（kuǐbiàn 跬便）：《诗经·小雅》篇名。

② 广雅：三国魏张揖撰。系仿照《尔雅》体裁编纂的一部训诂学著作，为研究汉魏以前词汇和训诂的重要著作。

③ 学记：《礼记》篇名。

贪者。”《韩诗外传》曰：“王欲用女[1]，何谓辞之？”又曰：“何谓而泣也？”《淮南·人间》篇曰：“国危而不安，患结而不解，何谓贵智？”《列女传·仁智传》曰：“知此谓谁。”《新序·杂事》篇曰：“何谓至于此也。”《汉书·文帝纪》曰：“是谓本末者，无以异也。”以上并以“谓”为“为”。“为”与“谓”一声之转[2]，故二字往往通用。《说苑·君道》篇：“则何为不具官乎？”《晏子春秋·问》篇“为”作“谓”。《吕氏春秋·精输》篇：“胡为不可？”《淮南·道应》篇“为”作“谓”。《文子·微明》篇：“居知所为。”《淮南·人间》篇“为”作“谓”。此从《道藏》本。《汉书·高帝纪》：“郦食其为里监门。”《英布传》：“胡为废上计而出下计？”《史记》“为”并作“谓”，正如《素问》“下皆为之”。而王氏所据本“为”字作“谓”，盖假借，皆主乎声。语辞之“为”通作“谓”，“行为”之“为”通作“谓”，“作为”之“为”通作“谓”，故“化为”之“为”亦通作“谓”。王氏不达，误以“谓”为“告谓”之“谓”。乃升“下”字于上句“也”字之上，以“上古圣人之教下也”为句，“皆谓之”三字下属为句，失其指矣。

恬惔虚无。

“恬惔”，元·熊宗立本、明《道藏》本均作“恬憺”。

澍案：《一切经音义》十六引《苍颉》篇曰：“惔，恬也。”是“惔”与“憺”同。“憺”之为“惔”，犹“澹”之为“淡”。《文选·潘安仁金谷集诗》：“绿池泛淡淡。”李善曰：“淡与澹同”。然《释音》作“恬憺”，则宋本本作“恬憺”。《阴阳应象大

---

① 女：通“汝”。《诗·魏风·硕鼠》：“三岁贯女。”

② 一声之转：即转声，音韵学术语。指在声母相同相类的情况下，由韵母的转变而造成的字词的孳乳、分化、通假等现象。

论》："乐恬憺之能。"藏本作"恬憺"，"憺"亦与"澹"同。《淮南·俶①真》篇注："憺，定也。"《后汉书·冯衍传》注："澹，定也。""澹"与"淡"同。故《淮南·泰族》篇："静漠②恬惔。"其字亦作"淡"。《移精变气论》"此恬憺之世"，亦并作"恬澹"。

其民故曰朴。

"故美其食，任其服，乐其俗，高下不相慕，其民故曰朴。"林校曰："按别本'曰'作'日'"。宋本"曰"上衍"云"字，今据熊本、藏本删。

澍按："曰"字义不可通。别本作"日"，是也。"日"与《孟子·尽心》篇"民日迁义"之"日"同义。言其民故日以朴也。作"曰"者，形似之误。《大戴礼·曾子天圆》篇："故火日外景，而金水内景。"《淮南·天文》篇"日"作"曰"，误与此同。

发始堕　发堕　须眉堕

"五七，阳明脉衰，面始焦，发始堕。"又下文曰："五八，肾气衰，发堕齿槁。"《长刺节论》曰："病大风，骨节重，须眉堕。"熊本、藏本作"墯"。王于"堕"字均无注。

澍案："堕"本作"鬌"③。《说文》："鬌，发堕也。""鬌"字通作"堕"。"堕"之为言秃也。《墨子·修身》篇："华发堕颠，而犹弗舍。""堕颠"即秃顶，今俗语犹然。发秃谓之堕，须眉秃谓之堕，毛羽秃谓之毻④，《文选·江赋》："产毻积羽。"李善曰："'毤'与'毻'同。引《字书》：'毤，落毛也。'郭璞《方言》注曰："鬌，毛物渐落去之名。"角秃谓之随。《吕氏春秋·至忠》篇：

① 俶（chù 处）：美好。
② 静漠：恬静淡漠。亦作"静寞"。
③ 鬌（duǒ 朵）：本指发落，后指头上留而不剪的头发。
④ 毻（tuò 拓）：指鸟兽换毛。

"荆庄哀王猎于云梦，射随兕①中之"。**尾秃谓之椭**。《淮南·说山》篇："髡屯犁牛，既科以椭。"高诱曰："科无角，椭无尾"。**草木叶秃谓之堕**。《脉解篇》："草木毕，落而堕。"《大元穷》次四："土不和，木科椭。"范望曰："科椭，枝叶不布。"声义并同也。

此虽有子，男不过尽八八，女不过尽七七。

"帝曰：'有其年已老而有子者，何也？'岐伯曰：'此其天寿过度，气脉常通，而肾气有余也。此虽有子，男不过尽八八，女不过尽七七，而天地之精气皆竭矣。'"王注"此虽有子"三句曰："虽老而生子，子寿亦不能过天癸之数。"

澍案：此谬说也。详岐伯之对，谓年老虽亦有子者，然大要②生子常期③，男子在八八以前，女子在七七以前。故曰："此虽有子，男不过尽八八，女不过尽七七。而天地之精气皆竭矣。""男不过尽八八"之"男"，即承上文之"丈夫"而言；"女不过尽七七"之"女"，即承上文之"女子"而言，并非谓年老者所生之子。何得云"子寿亦不过天癸之数"乎？且老年之子必不寿，亦无是理。

真人

"余闻上古有真人者，提挈天地，把握阴阳。"王注曰："真人谓成道之人也。"

澍案：注义泛而不切，且"成"与"全"义相因，无以别于下文"淳德全道"之"至人"。今案："真人"谓"化人"也。《说文》曰："真人，仙人变形而登天也。从匕，'匕'即'化'之本字。从目，从乚。八，所乘载也。"是其义矣。

---

① 兕（sì 四）：一种类似犀牛的动物。《说文》："兕，如野牛而青。"
② 大要：大致，大约。
③ 常期：正常的时间。

至人

“中古之时，有至人者，淳德全道。”王注曰：“全其至道，故曰至人。”林校引杨上善曰：“积精全神，能至于德，故称至人。”

澍案：杨、王二注皆望下文生义。不思下文言“淳德全道”，不言“至德至道”，殆失之矣。今案：至者，大也。《尔雅》曰：“晊，大也。”郭璞作“至”。《释文》曰：“晊，本又作至。”《易·彖传》曰：“大哉乾元，至哉坤元。”郑注《哀公问》曰：“至矣，言至大也。”高诱注《秦策》曰：“至，犹大也。”注《吕氏春秋·求人》篇曰：“至，大也。”是“至人”者，大人也。《乾·文言》曰：“夫大人者，与天地合其德。”与此文“有至人者，淳德全道”意义相似。《庄子·天下》篇曰：“不离于真，谓之至人。”“不离于真”犹下文言“亦归于真人”也。故居真人之次。《论语》曰：“畏大人，畏圣人之言。”故在圣人之上。

使志若伏匿，若有私意，若已有得。

熊本、藏本，“若匿”作“若匪”。注云：“今详‘匪’字当作‘匿’。”

澍案：高诱注《吕氏春秋·论人》篇曰：“匿，犹伏也。”《经》以“匿”与“伏”并举，又与“意”“得”相韵。“意”，古或读若“亿”。《论语·先进》篇：“亿则屡中。”《汉书·货殖传》“亿”作“意”。《明夷象传》①：“获心意也。”与“食”“则”“得”“息”“国”“则”为韵。《管子·戒》篇：“身在草茅之中，而无慑意。”与“惑”“色”为韵。《吕氏春秋·重言》篇：“将以定志意也。”与“翼”“则”为韵。《楚辞·天问》：“何所意焉。”与“极”

① 明夷象传：即《周易·明夷象传》。“明夷”为《周易》六十四卦之一。《周易集解》引郑玄语曰：“夷，伤也，日出地上，其明乃光，至其入地，明则伤矣，故谓之明夷。”后多喻昏君在上，贤人遭受艰难或不得志。

为韵。秦《之罘①刻石文》："承顺圣意。"与"德""服""极""则""式"为韵。其为"匿"字无疑。王注《生气通天论》引此亦作"匿"，尤其明证也。作"匪"者，乃北宋以后之误本。何以明之？"匿"与"匪"，草书相似，故"匿"误为"匪"，一也；宋本正作"匿"，《生气通天论》注引同，则今详"匪"字当作"匿"之注，其非王注可知，二也；今详上无"新校正"三字，又非林校可知，三也。盖南宋时有此作"匪"之本。读者旁记"今详匪当作匿"七字，传写错入注内，而熊本、藏本遂并沿其误耳。

又案："若有私意"当本作"若私有意"，写者误倒也。《春秋繁露·循天之道》篇曰："心之所之谓意。"郑注《王制》曰："意，思念也。""若私有意"谓"若私有所念"也。己，亦私也。郑注《特牲馈食礼记》曰："私臣，自己所辟除②者。"注《有司彻》曰："私人家臣，己所自谒除③也。"注《曲礼下》曰："私行，谓以己事也。"注《聘义》曰："私觌④，私以己礼觌主国之君。"是"己"犹"私"也。"若己有得"谓"若私有所得也"。"若私有意""若己有得"相对为文。若如今本，则句法参差不协矣。《生气通天论》注所引亦误。

"若有私意"当作"若私有意"，是也。"私"不必解作"己"，引郑义尚牵强。按"若私有意"申上"若伏"，"若己有得"申上"若匿"。伏者，初无所有而动于中，故曰"私有意"。匿者，已为所有而居于内，故曰"己有得"。赵之谦⑤附记。

名木

"则名木多死"，王注曰："名，谓名果珍木。"

澍案：注未达"名"字之义。名，大也。名木，木之大者。

---

① 之罘（fú 服）：地名，也作"芝罘"，位于今山东烟台境内。

② 辟除：征聘授官。

③ 谒除：同"辟除"。谒，拜见；除，任命官职。

④ 觌（dí 迪）：见面。

⑤ 赵之谦：清代著名书画家。

《五常政大论》："则名木不荣。"《气交变大论》："名木苍凋。"《六元正纪大论》："名木上焦。""木"旧误作"草"，辨见本条。《至真要大论》："名木敛生。""名木"皆谓"大木"，古或谓"大"为"名"，"大木"谓之"名木"，"大山"谓之"名山"。《中山经》云："天下名山五千三百七十。盖其余小山甚众，不足数云。"《礼器》："因名山升中于天。"郑注曰："名，犹大也。"高诱注《淮南·地形》篇亦曰："名山，大山也。""大川"谓之"名川"，《庄子·天下》篇曰："名川三百，支川三千，小者无数。""大都"谓之"名都"。《秦策》："王不如因而赂一名都。"高诱曰："名，大也。"《魏策》曰："大县数百，名都数十。""大器"谓之"名器"，《杂记》："凡宗庙之器，其名者成则衅之以豭豚①。"郑注曰："宗庙名器，谓尊彝之属。"《正义》曰："若作名者，成则衅之，若细者，成则不衅。""大鱼"谓之"名鱼"，《鲁语》："取名鱼。"韦昭曰："名鱼，大鱼也。"其义一也。

故身无奇病。

"唯圣人从之，故身无奇病。"

澍案：此言圣人顺于天地四时之道，故身无病，无取于奇病也。王注训"奇病"为"他疾"，亦非其义。"奇"当为"苛"，字形相似而误。苛，亦病也。古人自有复语②耳，字本作"疴"。《说文》："疴，病也。"引《五行传》曰："时即有口疴。"或作"痾"。《广雅》："痾，病也。"《洪范五行传》③："时则有下体生

---

① 豭（jiā 家）豚：小的公猪。

② 复语：重复的字句。清代俞正燮《癸巳类稿·复语解》："其以复语入辞者，《诗》多有之。采采卷耳，不一采也。玼兮玼兮，咏叹之也。"

③ 洪范五行传：传为西汉刘向所撰。凡十一篇。以上古至春秋战国秦汉之各种变异，分列条目，附会为朝政、人事祸福的征兆，认为发生自然灾害就是上天对人的一种警告和惩罚，宣扬"天人感应"说和谶纬神说。书已佚，基本内容保存于《汉书·五行志》。

上之痾。”郑注曰：“痾，病也。”通作“苛”。《吕氏春秋·审时》篇：“身无苛殃①。”高诱曰：“苛，病。”《至真要大论》曰：“夫阴阳之气，清静则生化治；动则苛疾起。”《管子·小问》篇曰：“除君苛疾。”“苛疾”即“苛病”也。“疾”与“病”，析言②则异，浑言③则通。下文“故阴阳四时者，万物之终始也，死生之本也。逆之则灾害生，从之则苛疾不起，是谓得道”。上承此文而言，则“奇病”之当作“苛病”明矣。“苛疾”与“灾害”对举，则“苛”亦为病明矣。王注于本篇之“苛疾”曰：“苛者，重也。”于《至真要大论》之“苛疾”曰：“苛，重也。”不知此所谓“苛疾”与《生气通天论》“虽有大风苛毒”、《六元正纪大论》“暴过不生，苛疾不起”之“苛”异义。《六元正纪大论》注：“苛，重也。”彼以“苛毒”与“大风”相对，与“暴过”相对，此则“苛疾”与“灾害”对，与“生化”对，文变而义自殊，言各有当，混而一之，则通于彼者，必阂④于此矣。

肺气焦满。

林校曰：“按‘焦满’全元起本作‘进满’，《甲乙》《太素》作‘焦满’。”

澍案：作“焦”者是也。全本作“进”乃形似之讹。“焦”与《痿论》“肺热叶焦”之“焦”同义，“满”与《痹论》“肺痹者烦满”之“满”同义。王注以焦为“上焦”，肺气“上焦满”颇为不辞，“焦满”与下“浊沉”对文。若“焦”为“上焦”则与下文不对，且“上焦”亦不得但言“焦”，斯为谬矣。

---

① 苛殃：疾病和灾患。
② 析言：训诂学术语，指分开说。
③ 浑言：训诂学术语，与“析言”相对，指笼统说。
④ 阂：阻隔，妨碍。

肾气独沉。

林校曰："详'独沉'，《太素》作'沉浊'。藏本作'独'。"

澍案："独"与"浊"古字通。《秋官[1]序》："官壶涿氏。"郑司农[2]注："独读为浊。"又《蝈氏》疏："独音与涿相近。"书亦或为"浊"。然则，"独沉""沉浊"义得两通。

愚者佩之。

"道者，圣人行之，愚者佩之。"

澍案："佩"读为"倍"。《说文》："倍，反也。"《荀子·大略》篇："教而不称师谓之倍。"杨注曰："倍者，反逆之名也。"字或作"偝"、见《坊记》《投壶》[3]。作"背"。《经典》通以"背"为"倍"。"圣人行之，愚者佩之"，谓圣人行道，愚者倍道也。"行"与"倍"正相反。故下遂云"从阴阳则生，逆之则死。从之则治，逆之则乱"。"从"与"逆"亦相反，"从"即"行"，《广雅》："从，行也。""逆"即"倍"也。见上《荀子》注。"佩"与"倍"古同声而通用，《释名》曰："佩，倍也。"言其非一物，有倍贰也。是古同声之证。《荀子·大略》篇："一佩易之。"注曰："佩，或为倍。"是古通用之证。王注谓："圣人心合于道，故勤而行之。愚者性守于迷，故佩服而已。"此不得其解，而曲为之说。古人之文恒多假借，不求诸声音而索之字画，宜其诘鞫[4]为病矣。

传精神。

"故圣人传精神，服天气而通神明。"

---

① 秋官：与下《蝈氏》皆为《周礼》中的篇名。

② 郑司农：指汉代经学家郑众，因其曾任大司农之职，故称。

③ 坊记投壶：皆为《礼记》篇名。

④ 诘鞫：犹诘屈，指文辞艰涩难懂。

澍案："传"字义不可通。王注谓"精神可传，惟圣人得道者乃能尔"，亦不解所谓。"传"当为"抟"字之误也。"抟"与"传""搏""博"相似，故或误为"传"，或误为"搏"，或误为"博"。并见下。"抟"与"专"同言圣人精神专一、不旁骛也。《征四失论》曰："精神不专。"《宝命全形论》曰："神无营①于众物。"义与此相近。古书"专"一字多作"抟"。《系辞传》："其静也专。"《释文》曰："专，陆作抟。"《昭二十五年左传》："若琴瑟之专一。"《释文》曰："专，本作抟。"《史记·秦始皇纪》："抟心揖志。"《索隐》曰："抟，古专字。"《管子·立政》篇曰："一道路，抟出入。"《幼官》篇："抟一纯固。"今本"抟"并讹作"博"。《内业》篇曰："能抟乎？能一乎？"今本'抟'讹作'博'。《荀子·儒效》篇曰："亿万之众，而抟若一人。"今本"抟"讹作"博"。《讲兵》篇曰："和抟而一。"今本"抟"亦讹作"博"。《吕氏春秋·适音》篇：耳不收则不抟②。高注曰："不抟，入不专一也。"皆其证。

因于湿，首如裹。

澍案：此言病因于湿，头如蒙物不瞭了耳。注蒙上文为说，谓"表热为病，当汗泄之，反湿其首，若湿物裹之"。则是谓病不因于湿邪之侵，而成于医工之误矣。且表热而湿其首，从古无此治法。王氏盖见下文有"因而饱食"云云、"因而大饮"云云、"因而强力"云云，相因为病，遂于此处之"因于寒""因于暑""因于湿""因于气"，气谓热气，说见下条。亦相因作解，故有此谬说。不思彼文言"因"，而自是相因之病。此言

---

① 营：迷惑。

② 耳不收则不抟：原文为："以下听浊则耳不收，不收则不抟，不抟则怒。"

“因于”则寒、暑、湿、热，各有所因，本不相蒙，何可比而同之乎？前后注相承为说，皆误。而此注尤甚，故特辨之。

因于气，为肿。

澍案：此“气”指“热气”而言。上云寒、暑、湿，此若泛言气，则与上文不类。故知“气”谓“热气”也。《阴阳应象大论》曰：“热胜则肿。”本篇下注引《正理论》[1] 曰：“热之所过，则为痈肿。”故曰：“因于气，为肿。”

汗出偏沮。

“汗出偏沮，使人偏枯。”王注曰：“夫人之身，常偏汗出而润湿者。宋本作“湿润”，此从熊本、藏本。久之偏枯，半身不随。”林校曰：“按‘沮’《千金》作‘祖’，全元起本作‘恒’。”

澍案：王本并注是也。《一切经音义》卷十引《仓颉》篇曰：“沮，渐也。”《广雅》曰：“沮，润渐洳湿也。”《魏风》：“彼汾沮洳[2]。”《毛传》曰：“沮洳，其渐洳者。”《王制》：“山川沮泽。”何氏《隐义》[3] 曰：“沮泽，下湿地也。”是“沮”为润湿之象。曩澍在西安县署见侯官[4]林某，每动作饮食，左体汗泄，濡润透衣，虽冬月犹尔，正如经注所云。则经文本作“沮”字无疑。且“沮”与“枯”为韵也，孙本作“祖”，乃偏旁之讹。《说文》古文“示”作“[illegible]”，与篆书“巛”字相似，故“沮”误为“祖”。全本作“恒”，则全体俱误矣。“沮”之左畔讹从心，《小雅·采薇正义》引郑氏《易》注，所谓古书篆作立心，与“水”相近者也。其右畔讹作

---

① 正理论：全称为《因明入正理论》，系印度因明学主要论书之一。

② 沮洳（jùrù 句入）：低湿之地。《诗经·魏风·汾沮洳》：“彼汾沮洳，言采其莫。”孔颖达疏：“沮洳，润泽之处。”

③ 隐义：指何胤所撰《礼记隐义》。何胤（446—531），字子季，生活于南朝宋齐梁时期，好学博通，撰有《毛诗隐义》《礼记隐义》等。

④ 侯官：古地名，以西汉曾在此置侯官得名，治所在今福州市。

“亘”，“亘”与“且”今字亦相近，故合讹而为“恒”。

足生大丁。

“高梁之变，足生大丁。”王注曰：“高，膏也。梁，粱也。”宋本作“梁也”，从熊本、藏本。“膏粱之人，内多滞热，皮厚肉密，故肉变为丁矣。”“所以丁生于足者，四肢为诸阳之本也。”林校曰：“丁生之处，不常于足，盖谓膏粱之变，饶生大丁，非偏著足也。”

澍案：林氏驳注“丁生不常于足”，是矣。其云“足生大丁”为“饶生大丁”，辞意鄙俗，殊觉未安。“足”当作“是”字之误也。《荀子·礼论》篇：“不法礼，不是礼，谓之无方之民。”“法礼”“是礼”谓之有方之士。今本“是”并讹作“足”。“是”，犹“则”也。《尔雅》：“是，则也。”“是”为“法则”之“则”，故又为语辞之“则”。《大戴礼·王言》篇：“教定是正矣”。《家语·王言》解作“政教定，则本正矣。”《郑语》：“若更君而周训之，是易取也。”韦昭曰：“更以君道导之则易取。”言“膏粱之变，则生大丁”也。

春必温病。

“冬伤于寒，春必温病。”

澍案：“春必温病”于文不顺，写者误倒也。当从《阴阳应象大论》作“春必病温”。宋本亦误作“温病”，今从熊本、藏本乙正。《金匮真言论》曰：“故藏于精者，春不病温。”《玉版论要》曰：“病温虚甚，死。”《平人气象论》曰：“尺热曰病温。”《热论》曰：“先夏至日者为病温。”《评热病论》曰：“有病温者，汗出辄复热。”皆作“病温”。

筋脉沮弛，精神乃央。

“味过于辛，筋脉沮弛，精神乃央。”王注曰：“沮，润也。弛，缓也。央，久也。辛性润泽，散养于筋，故令筋缓脉润，精神长久。何者？辛补肝也。《脏气法时论》曰：‘肝欲散，急食辛以散之，用辛补之。’”

澍案：注说非也。“沮弛”之“沮”与“汗出偏沮”之“沮”异义。彼读平声，此读上声。“沮弛”谓坏废也。《一切经音义》卷一引《三苍》曰：“沮，败坏也。”《小雅·小旻》篇：“何日斯沮。”《楚辞·九叹》：“颜微熏以沮败兮。①”《毛传》、王注并曰：“沮，坏也。”《汉书·司马迁传》注曰：“沮，毁坏也。”《李陵传》注曰：“沮，谓毁坏之。”“弛”本作“弛”。《襄二十四年谷梁传》：“弛侯。”《荀子·王制》篇：“大事殆乎弛。”范宁、杨倞并曰：“弛，废也。”或作“弛”。《汉书·文帝纪》：“辄弛以利民。”颜注曰：“弛，废弛。”《文选·西京赋》：“城尉不弛柝②。”薛综曰：“弛，废也。”本篇上文曰：“大筋緛短，小筋弛长。緛短为拘，弛长为痿。”“痿”与“废”相近。《刺要论》：“肝动则春病，热而筋弛。”注曰：“弛，犹纵缓也。”《皮部论》：“热多则筋弛骨消。”注曰：“弛，缓也。”“纵”“缓”亦与“废”相近。《广雅》：“弛，纵置也。”“置”即“废”也。是“沮弛”为坏废也。

林校曰：“‘央’乃‘殃’也，古文通用，如‘膏粱’之作‘高梁’，‘草滋’之作‘草兹’之类。”

案：林读“央”为“殃”，得之。汉《无极山碑》：“为民来福除央。”《吴仲山碑》：“而遭祸央。”“殃”并作“央”，即其证。惟未解“殃”字之义。澍谓：“殃”亦败坏之意。《广雅》曰：“殃，败也。”《月令》曰：“冬藏殃败。”《晋语》曰：

---

① 颜微熏以沮败兮：系汉刘向《九叹·逢纷》中诗句，原文为：“颜霉黧以沮败兮，精越裂而衰耄。”

② 柝（tuò 拓）：分开。

"吾主以不贿闻于诸侯，今以梗阳之贿[1]殃之，不可。"是"殃"为"败坏"也。"沮""弛""央"三字义相近，故《经》类举之。经意辛味太过，木受金刑，则筋脉为之坏废，精神因而败坏。故曰"味过于辛，筋脉沮弛，精神乃央。""筋脉沮弛"与"形体毁沮""精气弛坏"同意。"形体毁沮"，《疏五过论》文。"精气弛坏"，《汤液醪醴论》文。"精神乃央"与"高骨乃坏"同意。"高骨乃坏"见上文。王注所说大与经旨相背，且此论味过所伤，而注牵涉于辛润、辛散、辛补之义，斯为谬证矣。

是以知病之在皮毛也。

藏本无"也"字。

澍案：上文"是以知病之在筋也""是以知病之在脉也""是以知病之在肉也"，下文"是以知病之在骨也"，句末皆有"也"字，不应此句独无。藏本脱。

生长收藏。

"天有四时五行，以生长收藏。"熊本、藏本"生长"作"长生"。

澍案：作"长生"者，误倒也。有"生"而后有"长"，不得先言"长"而后言"生"。注曰"春生夏长，秋收冬藏，谓四时之生长收藏"，是正文本作"生长"之明证。下文亦曰："故能以生长收藏，终而复始。"

春必温病。

熊本、藏本作"春必病温"。

澍案：当从熊本、藏本乙转，说见《生气通天论》。

---

① 梗阳之贿：事见《国语·晋语》：梗阳人有狱，将不胜，请纳赂于魏献子。献子将许之，阎没谓叔宽曰："与子谏乎！吾主以不贿闻于诸侯，今以梗阳之贿殃之，不可。"

水火者，阴阳之征兆也。

“故曰：天地者，万物之上下也；阴阳者，血气之男女也；左右者，阴阳之道路也；水火者，阴阳之征兆也；阴阳者，万物之能始也。”

澍案：“阴阳之征兆也”本作“阴阳之兆征也”。上三句“下”“女”“路”为韵。“下”古读若“户”。《召南·采苹》“宗室牖下”，与“女”韵。《殷其雷》“在南山之下”，与“处”韵。《邶风·击鼓》“于林之下”，与“处”“马”韵。《凯风》“在浚之下”，与“苦”韵。《唐风·采苓》“首阳之下”，与“苦”“与”韵。《陈风·宛丘》“宛丘之下”，与“鼓”“夏”“羽”韵。《东门之枌》“婆娑其下”，与“栩”韵。《豳风·七月》“入我床下”，与“股”“羽”“野”“宇”“户”“鼠”“户”“处”韵。《小雅·四牡》“载飞载下”，与“栩”“盬”“父”韵。《北山》“溥天之下”，与“土”韵。《采菽》“邪幅在下”，与“股”“纾”“予”韵。《大雅·绵》“至于岐下”，与“父”“马”“浒”“女”“宇”韵。《皇矣》“以对于天下”，与“怒”“旅”“旅”“祜”韵。《凫鹥》“福禄来下”，与“渚”“处”“脯”韵。《烝民》“昭假于下”，与“甫”韵。《鲁颂·有駜》“鹭于下”，与“鹭”“舞”韵。其余群经、诸子有韵之文不烦枚举也。下二句“征”“始”为韵，“征”读如“宫商角徵羽”之“徵”。《文十年左传》：“秦伯伐晋，取北征。”《释文》：“征，如字①。《三苍》云：‘县属冯翊。音惩。一音张里反。’”《洪范》：“念用庶征。”与“疑”为韵。《逸周·月》篇：“灾咎之征。”从《太平御览·时序部》十三所引。与“负”“妇”为韵。“负”古读若丕。《小雅》《小宛》“果赢负之”，与“采”“似”韵。《大雅

① 如字：古代一种注音方法。指某字因意义不同而有两个或两个以上读法的时候，按照习惯上最通常的读音读，按照最常用的意义解释。

·生民》“是任是负”，与“芑”“亩”“芑”“祀”韵。《大戴记·曾子制言上》篇“行则为人负”，与“趾”“否”韵。“妇”古读若“否泰”之“否”。《大雅·思齐》“京室之妇”，与“母”韵。《周颂·载芟》“思媚其妇”，与“以”“士”“耜”“亩”韵。《楚辞·天问》“媵有莘之妇”，与“子”韵。是其证。“蒸”“之”二部，古或相通。《郑风·女曰鸡鸣》“杂佩以赠之”，与“来”韵。宋玉《神女赋》“复见所梦”，与“喜”“意”“记”“异”“识”“志”韵。《贾子·连语》篇“其离之若崩”，与“期”韵。又《说文》：“倗，从人朋声，读若陪位。”“鄘，从邑崩声，读若倍。”“凝为冰之或体①，而从疑声。”“繂为缯之籀文，而从宰省声。”《周官·司几筵》“凶事仍几。”注故书“仍”作“乃”。《尔雅》：“第孙之子为仍孙。”《汉书·惠帝纪》“仍”作“耳”。《楚策》：“仰承甘露而饮之。”《新序·杂事》篇“承”作“时”。《墨子·尚贤》篇：“守城则倍畔②。”《非命》篇“倍”作“崩”。《史记·贾生传》：“品物冯生。”《汉书》“冯”作“每”。《司马相如传》：“葴橙若荪。”《汉书》“橙”作“持”。今作“征兆”者，后人狃③于习见，蔽所希闻而臆改，而不知其与韵不合也。凡古书之倒文、协韵④者，多经后人改易而失其读。如《卫风·竹竿》篇“远兄弟父母”，与“右”为韵，而今本作“父母兄弟”。“右”，古读若“以”。“母”，古读若“每”。其字皆在“之”部，“若”“弟”字则在“脂”部。“之”与“脂”古音不相通。《大雅·皇矣》篇“同尔弟兄”，与“王”“方”为韵。而今本作“兄弟”。《月令》“度有短长”，与

---

① 或体：即异体字，又称“重文”。

② 倍畔：背叛。倍，通“背”。

③ 狃：因袭，拘泥。

④ 协韵：音韵学用语，指把某字临时改读为某音以求韵律和谐的作法。一作“叶韵”。

“裳”“量”“常”为韵，而今本作“长短”。《逸周书[1]·周祝》篇“恶姑柔刚”，与“明”“阳”“长”为韵，“明”古读若“芒”。而今本作“刚柔”。《管子·内业》篇“能无卜筮而知凶吉乎”，与“一”为韵，而今本作“吉凶”。《庄子·庚桑楚》篇误同。《庄子·秋水》篇“无西无东”，与“通”为韵，而今本作“无东无西”。《荀子·解蔽》篇“有皇有凤”，与“心”为韵，《说文》凤从凡声，古音在侵部，故与“心”韵。犹风从凡声，而与“心”韵也。见《邶风·绿衣》《谷风》《小雅·何人斯》《大雅·桑柔》《烝民》。而今本作“有凤有皇”。《淮南·原道》篇“鹜忽恍”，与“往”“景”“上”为韵，“景”，古读若“样”。而今本作“恍忽”。“与万物终始”，与“右”为韵，而今本作“始终”。《天文》篇“决罚刑”，与“城”为韵，而今本作“刑罚”。《兵略》篇“不可量度也”，与“迫”为韵，“度”同“不可度思”之“度”，“迫”古读若“博”。而今本作“度量”。《人间》篇“故蠹啄剖柱梁”，与“羊”为韵，而今本作“梁柱”。《文选·鹏鸟赋》“或趋西东”，与“同”为韵，而今本作“东西”。《客难》“外有廪仓”，与“享”为韵，而今本作“仓廪”。皆其类也。

阴阳者，万物之能始也。

林校曰：“详‘天地者’至‘万物之能始’，与《天元纪大论》同[2]。彼无‘阴阳者，血气之男女’一句，又以‘金木者，生成之终始’代‘阴阳者，万物之能始’。”

澍案：“阴阳者，万物之能始也”当从《天元纪大论》作

---

① 逸周书：先秦史籍，原名《周书》，后世亦称《汲冢周书》，作者不详，现多认为出自战国人之手。

② 与天元纪大论同：与原注略异。原注为：“与《天元纪大论》同，注颇异。”

"金木者，生成之终始也"①。"金木"与上"天地""阴阳""左右""水火"文同一例。"终始"与上"上下""男女""道路""兆征"皆两字平列，文亦同例。若如今本，则"阴阳者"三字与上相复。"能始"二字义复难通，注"谓能为变化生成之元始"，宋本、吴本"化"下有"之"字，此从熊本、藏本。乃曲为之说，即如注义，仍与上四句文例不符，盖传写之讹也。

病之形能也 乐恬憺之能　与其病能及其病能　愿闻六经脉之厥状病能也 病能论 合之病能

"此阴阳更胜之变，病之形能也。"

澍案："能"读为"态"。"病之形能也"者，"病之形态也"。《荀子·天论》篇："耳目鼻口形能，各有接而不相能也。""形能"亦"形态"。杨倞注误以"形"字绝句，"能"属下读。高邮王先生《荀子杂志》已正之。《楚辞·九章》："固庸态也。"《论衡·累害》篇"态"作"能"。《汉书·司马相如传》："君子之态。"《史记》徐广本"态"作"能"。今本误作"熊"。皆古人以"能"为"态"之证。态从心能，而以"能"为"态"。意从心音，而《管子·内业》篇以"音"为"意"。志从心之，而《墨子·天志》篇以"之"为"志"。其例同也。此三字，盖皆以会意包谐声。下文曰："是以圣人为无为之事，乐恬憺之能"。"能"亦读为"态"，与"事"为韵，"恬憺之能"即"恬憺之态"也。《五脏别论》曰："观其志意与其病能。"今本误作"与其病也"，依《太素》订正，辨见本条。"能"亦读为"态"，与"意"为韵。"病能"即"病态"也。《风论》曰"愿闻其诊及其病能"，即

---

① 金木者……终始也：孙诒让与胡澍观点有异，认为："《天元纪大论》专论五运，故无此句，而别增'金木者生成之终始也'句。二篇文虽相出入，而大旨则异。胡氏据《天元纪大论》改此篇，非也。"

"及其病态"也。《厥论》曰"愿闻六经脉之厥状、病能也"，"厥状"与"病能"并举，即厥状病态也。第四十八篇名《病能论》，即《病态论》也。《方盛衰论》曰："循尺滑涩寒温之意，视其大小，合之病能。""能"亦与"意"为韵，即"合之病态"也。王于诸"能"字或无注，或皮傅[①]其说，均由不得其读。《释音·发音》于本篇上文"能冬不能夏"曰："奴代切，下形能同。"则又强不知以为知矣。

从欲快志于虚无之守。

"是以圣人为无为之事，乐恬憺之能。"读为"态"，说见上。"从欲快志于虚无之守。"

澍案："守"字义不相属[②]，"守"当为"宇"。《广雅》："宇，凥也。"《经典》通作"居"。《大雅·绵》篇："聿来胥宇[③]。"《鲁颂·閟宫》篇《序》颂僖公能"复周公之宇"。《周语》："使各有宁宇。"《楚辞·离骚》："尔何怀乎故宇。"《毛传》《郑笺》，韦、王注并曰："宇，居也。""虚无之宇"谓"虚无之居"也。"从欲快志于虚无之宇"与《淮南·俶真》篇"而徙倚于汗漫[④]之宇"句意相似。高诱注亦曰："宇，居也。""宇"与"守"形相似，因误而为"守"。《荀子·礼论》篇："是君子之坛宇，宫廷也。"《史记·礼书》"坛宇"误作"性守"。《墨子经》上篇"宇弥异所也"，今本"宇"误作"守"。

---

① 皮傅：以肤浅的言词牵强附会。

② 相属：相关。

③ 胥宇：察看可筑房屋的地基和方向，犹相宅。《诗经·大雅·绵》："爰及姜女，聿来胥宇。"《毛传》："胥，相；宇，居也。"

④ 汗漫：漫无边际。

札迻·素问王冰注

孙诒让

【说明】《札迻·素问王冰注》为清代著名朴学家孙诒让所著，收录于《札迻》卷十一，共有13条。

孙诒让（1848—1908），幼名效洙，又名德涵，字仲颂（一作仲容），别号籀庼。清末经学家，被誉为“有清三百年朴学之殿”。精研古学垂四十年，融通旧说，校注古籍。以《周礼正义》《墨子间诂》《札迻》《古籀拾遗》《契文举例》《名原》《温州经籍志》《籀庼述林》等尤负盛名。

《札迻》为孙氏训诂学代表作之一，虽然作者并非医家，但以深厚的朴学功底，从音韵、训诂等方面对于《素问》文字及流传过程中的错讹之处进行了旁征博引的考证，其见解精当，多为后世学者所宗。

《札迻》有多种版本流传，主要有清光绪二十年甲午瑞安孙安刊本、光绪二十一年修版本、千顷堂书局光绪二十一年石印本、中华书局1989年版梁运华点校本等。其中，清光绪二十年（1894）瑞安孙安刊本时间既早，且保存完好，故此作为底本，以光绪二十一年修版本为校本。

目 录

素问王冰注

素问王冰注

明仿宋嘉祐刊本

顾观光《校勘记》校

胡澍《校义》校

日本丹波元简《素问识》校

度会常珍《校讹》校

俞樾《读书余录》校

四气调神大论篇第二

春三月，此谓发陈。

王注云："春阳上升，气潜发散，生育庶物，陈其姿容，故曰发陈也。"又《五常政大论》篇云："发生之纪，是谓启敶。"注云："物乘木气以发生而启陈其容质也。敶，古陈字。"

案：《针解》篇云："苑陈则除之者，出恶血也。"注云："陈，久也。"此"陈"义与彼同。"发陈""启陈"，皆谓启发久故、更生新者也。王注失其义。《月令》郑注引《明堂月令》云："仲秋，九门磔攘①，以发陈气。"

阴阳应象大论篇第五

故曰：天地者，万物之上下也；阴阳者，血气之男女也；

---

① 磔（zhé 哲）攘：亦作"磔禳"，指祭祀时分裂牲畜的肢体祭神。《礼记·季春》："国人傩，九门磔禳，以毕春气。"高诱注："命国人傩，索宫中区隅幽暗之处，击鼓大呼，驱逐不祥，如今之正岁逐除是也。九门，三方九门也。嫌非王气所在，故磔犬羊以禳木气尽之，故曰以毕春气也。"

左右者，阴阳之道路也；水火者，阴阳之征兆也；阴阳者，万物之能使也。

注云："谓能为变化生成之元始。"元熊宗立本、明《道藏》本，'化'下皆无'之'字，此衍。林亿《新校正》云："详'天地者'至'万物之能使'，与《天元纪大论》同，注颇异。彼无'阴阳者，血气之男女'一句，又以'金木者，生成之终始'代'阴阳者①，万物之能始'宋本。"

案："阴阳者，血气之男女也"，疑当作"血气者，阴阳之男女也"。盖此章中三句通论阴阳分血气、左右、水火而总结之。云"阴阳者，万物之能始也"，"能"者，"胎"之借字。《尔雅·释诂》云："胎，始也。"《释文》云："胎，本或作台。"《史记·天官书》"三能②"即"三台"，是"胎""台""能"古字并通用。《天元纪大论》专论五运，故无此句，而别增"金木者，生成之终始也"句。二篇文虽相出入，而大旨则异。俞氏据《天元纪大论》改此篇，非也。

阴阳别论篇第七

三阴三阳发病，为偏枯痿易，四肢不举。

注云："易谓变易常用，而痿弱无力也。"又《大奇论》篇："跛易偏枯。"注云："若血气变易为偏枯也。"

案："易"并当读为"施"。《汤液醪醴论》篇云："是气拒于内，而形施于外。""施"亦作"弛"。《生气通天论》篇云：

---

① 阴阳者：原脱，据《新校正》补。

② 三能：星名，即三台。《史记·天官书》："魁下六星，两两相比者，名曰三能。三能色齐，君臣和。不齐，为乖戾。"裴骃《集解》引苏林曰："能音台。"

"大筋緛短，小筋弛长，緛短为拘，弛长为痿。"又云："筋脉沮弛。"注云："弛，缓也。"《痿论》篇云："宗筋弛纵。"《刺要论》篇云："肝动则春病热而筋弛。"《皮部论》篇云："热多则筋弛骨消。"盖痿跛之病，皆由筋骨解弛，故云"痿易""跛易"。"易"即"弛"也。王如字释之，非经旨也。《毛诗·何人斯》篇："我心易也。"《释文》[1]："《易》《韩诗》作'施'。"《尔雅·释诂》："驰，易也。"《释文》："弛本作施。"是"易""施""弛"古通之证。

五脏生成论篇第十

徇蒙招尤。

注云："徇，疾也。蒙，不明也。招，谓掉也，摇掉不定也。尤，甚也。目疾不明，首掉尤甚。"滑寿云："徇蒙招尤，当作眴蒙俞校'徇'字，说同。招摇。"《素问钞》丹波元简云："《本事方》[2] 作'招摇'。"

案：滑说是也。后《气交变大论》篇云："筋骨繇复。"注云："繇，摇也。"又《至真要大论》云："筋骨繇并。""尤"与"繇""摇"字皆通。

玉版论要篇第十五

其色见浅者，汤液主治，十日已；其见深者，必齐主治，

---

① 释文：指唐代陆德明所撰《经典释文》。陆德明，名元朗，字德明，苏州吴（今江苏省吴县）人。唐代经学家。其编写的《经典释文》共30卷，以考证古音为主，兼辩训义，是保存古代音训较早的一部字书。

② 本事方：即《普济本事方》，又名《类证普济本事方》。宋代医家许叔微撰，为其生平历验有效之方、医案和理论心得的汇集之作。

二十一日已；其见大深者，醪酒主治，百日已。

案：前《汤液醪醴论》篇云："必齐毒药攻其中，镵石针艾治其外也。""必齐"之义，王氏无注。盖以"必"为决定之辞，"齐"即和剂也。"齐""剂"，古今字，俞读"齐"为"资"，未确。此常义，自无劳诂释。然止可通于《汤液醪醴论》。若此篇云"必齐主治"，于文为不顺矣。窃谓此篇"必齐"对"汤液""醪酒"为文，《汤液醪醴论》"必齐毒药"对"镵石针艾"为文，"必"字皆当为"火"。篆文二字形近，因而致误。《史记·仓公传》云："饮以火齐汤。""火齐汤"即谓和煮汤药。此云"汤液主治"者，治以五谷之汤液。见《汤液醪醴论》篇。"火齐主治"者，治以和煮之毒药也。《移精变气论》篇云："中古之治病，病至而治之，汤液十日，以去八风五痹之病；十日不已，治以草苏草荄之枝。"此"火齐"即"草苏"之类。《韩非子·喻老》篇："扁鹊曰：'疾在腠理，汤熨之所及；在肌肤，针石之所及也；在肠胃，火齐之所及也。'"亦可证。

诊要经终论篇第十六

十月十一月，冰复，地气合。

案："复"与"腹"通。《礼记·月令》："秋冬，冰方盛，水泽腹坚。"郑注云："腹，厚也。此月日在北陆，冰坚厚之时也。"今《月令》无"坚"。《释文》云："腹又作复。"《诗·七月》《毛传》云："冰盛水腹，则命取冰于山林。"此云"冰复"，亦谓冰合而厚。明万历本作"水伏"，误。

中心者环死。

注云："气行如环之一周则死也。正谓周十二辰也。"《新校正》云："按《刺禁论》云：'一日死。'《四时刺逆从论》同。”

按：“环”与“还”通。《仪礼·士丧礼》：“布巾环幅。”注云：“古文‘环’作‘还’。”盖中心死最速，“还死”者，顷刻即死也。《史记·天官书》云：“殃还至。”《索隐》云：“还，旋疾也。”《汉书·董仲舒传》云：“还至而立有效。”此篇说中脾、肾、肺脏死期与《刺禁论》并不同，则此中心亦不必周一日也。彼言“一日死”，亦言死在一日内耳，非必周匝一日也。

脉要精微论篇第十七

赤欲如白裹朱。

丹波元简云：“宋本《脉经》‘白’作‘帛’，沈本《脉经》作‘绵’。”

案：“白”与“帛”通，谓白色之帛也，亦谓之缟。《五脏生成论》篇云：“生于心，如以缟裹朱；生于肺，如以缟裹红；生于肝，如以缟裹绀；生于脾，如以缟裹栝楼实；生于肾，如以缟裹紫。”注云：“缟，白色。”此下文云：“黄欲如罗裹雄黄。”凡言裹者，皆谓缯帛之属。《脉经》别本作“绵”者非。

举痛论篇第三十九

《新校正》云：“按全元起本在第三卷，名《五脏举痛》，所以名‘举痛’之义未详。按本篇乃黄帝问五脏卒痛之疾，疑‘举’乃‘卒’字之误也。”

案：林说非也。举者，辨议之言。此篇辨议诸痛，故以“举痛”为名。《墨子·经上》云：“举，拟实也。”《说文》：“举，告以文名，举彼实也。”《吕氏春秋·审应》篇云：“魏昭王问于田诎曰：‘闻先生之议曰为圣易，有诸乎？’田诎对曰：‘臣之所举也。’”《荀子·儒效》篇亦云：“谬学杂举。”皆此篇名之义。林亿改为“卒痛”，殆未达“举”字之古义矣。

痹论篇第四十三

凡痹之类，逢寒则虫，逢热则纵。

注云：“虫，谓皮中如虫行。”《新校正》云：“按《甲乙经》‘虫’作‘急’。”

案：“虫”当为“痋”之借字。《说文·疒部》云：“痋，动病也，从疒，虫省声。”故古书“痋”或作“虫”。段玉裁《说文注》谓“痋”即“疼”字。《释名》云：“疼，旱气疼疼然烦也。”“疼疼”即《诗·云汉》之“虫虫”是也。盖痹逢寒则急切而疼疼然不安，则谓之“痋”。巢氏《诸病源候论》云：“凡痹之类，逢热则痒，逢寒则痛。”“痛”与“痒”义亦相近。王注训为“虫行”，皇甫谧作“急”，顾校从之，皆非也。

气交变大论篇第六十九

木不及，春有鸣条律畅之化。

又云：土不及，四维有埃云润泽之化，则春有鸣条鼓坼之政。

案：后《五常政大论》篇云：“发生之纪，其德鸣靡启坼。”《六元政纪大论》篇云：“其化鸣紊启坼。”与此“鸣条鼓坼”，三文皆小异，而义旨似同。窃疑“鸣条”当作“鸣璺”，“鼓”亦当作“启”。上文云：“水不及，则物疏璺”。《六元正纪大论》又云：“厥阴所至，为风府，为璺启”。注云：“璺，微裂也。启，开坼也。”然则，“鸣璺”者，亦谓风过璺隙而鸣也。其作“条”、作“紊”、作“靡”者，皆讹字也。“璺”者，“衅”之别体。《方言》云：“器破而未离谓之璺”。郭注云：“璺，音问。”与“紊”音同，故讹为“紊”。校写者不解“鸣紊”之义，或又改为“鸣條”。“條”，俗省作条，与“紊”形近。“衅”，俗又别作“亹”。钮树玉[1]《说文新附考》云：“亹，衅之俗字”。“衅”一变为“亹”，见唐《等慈寺碑》；再变为亹，《尔雅释文》：“音亡匪反。”与“靡”音近，则又讹作“靡”。古书传写，辗转舛貿，往往有此。参互校核，其沿讹之迹，固可推也。

著至教论篇第七十五

雷公曰：“臣治疏愈，说意而已。”

注云：“雷公言，臣之所治，稀得痊愈，请言深意而已疑心。已，止也，谓得说则疑心乃止。”

案：王读“臣治疏愈”句断，非经义也。此当以“臣治疏”三字为句，“愈说意而已”五字为句。“愈”即“愉”字之变体。《说文·心部》云：“愉，薄也。”假借为“媮”，俗又作“偷”。《诗·唐风·山有枢》篇：“他人是愉。”郑笺云：“愉，读为偷。”《周礼·大司徒》：“以俗教安则民不愉。”《公羊[2]·桓七年》何注：“则民不愉。”《释文》云：“愉本作偷。”是其证也。此“愈”当读為“偷”。《礼记·表记》郑注云：“偷，

---

① 钮树玉：（1760—1827），字蓝田，自号匪石山人，江苏吴县人。精研文字声音训诂，著有《说文考异》《说文新附考》《段氏说文注订》等。

② 公羊：即《春秋公羊传》，儒家经典之一，相传作者为战国时齐人公羊高。

苟且也。”《史记·苏秦传》云：“臣闻饥人所以饥而不食乌喙[1]者，为其愈充腹而与饿死同患也。”《战国策·燕策》“愈”作“偷”。《淮南子·人间训》云：“焚林而猎，愈多得兽，后必无兽。”《韩非子·难一》篇“愈”亦作“偷”。《国策》《淮南子》“愈”字之义，与此正同。盖雷公自言臣之治疾为术疏浅，但苟且取说[2]己意而已。王氏失其句读，而曲为之说，不可通矣。

征四失论篇第七十八

帝曰："子年少智未及邪？将言以杂合邪？"

注云：“言谓年少智未及而不得十全[3]耶？为复且以言而杂合众人之用耶？”

案：注说迂曲不可通。以文义推之，“杂”当为“离”。二字形近，古多为讹。《周礼·形方氏》：“无有华离之地。”注：“杜子春云：‘离当为杂，书亦或为杂。’”下文“妄作杂术”，《校讹》引古抄本、元刻本“杂”作“离”，是其证。“言以离合”，谓言论有合有不合也。

① 乌喙：乌头。
② 说：通“悦”。
③ 十全：承前文所说“循经受业，皆言十全”句。

香草续校书·内经素问

于 鬯

【说明】《香草续校书·内经素问》系清末著名学者于鬯所撰的有关《素问》的校记，内容共计2卷103条。

于鬯（1854—1910），字醴尊，号香草，清江苏南汇（今上海南汇）人。登光绪丁酉（1897）拔萃科，未仕。曾师事张文虎和钟文蒸，王先谦是其补廪膳生时座师，与俞樾等有交往。著有《香草校书》六十卷、《香草续校书》二十二卷、《战国策注》三十三卷、《周易读异》三卷、《尚书读异》六卷、《仪礼读异》二卷等二十多种。

《香草续校书》是专门校勘、考释史、子部的著作，包括《老子》至《水经注》《淮南子》十五家，其中有校注古医籍的《内经素问》二卷。于氏在书中广征博引，对《素问》103条原文进行了精深细致的校勘和训释，在前人研究的基础上，又取得了不少有价值的研究成果，向来为研治《内经》者所重。

本次整理工作以上海图书馆藏古籍善本“《香草续校书·内经素问》稿本”为底本。

原书每卷前有署名“南汇于鬯”，今一并删除。

目 录

《内经素问》二

《内经素问》一

上古天真论

乃问于天师曰。

鬯案[1]：天师当是黄帝时官名。岐伯为天师之官，故称天师。古谓官为师，如《左·昭十七年传》所称云师、火师、水师、龙师、鸟师皆是。彼云："黄帝氏以云纪，故为云师而云名。"天师或即云师之别称欤？且如彼传言，少皞[2]"纪于鸟，为鸟师而鸟名"，而有五鸠、五雉、九扈[3]之官，则不必定出鸟字。然则，以云纪者，何必定出云字邪？天、云一也。《著至教论》以后，黄帝又与雷公语。而见于他籍者，黄帝之臣又有风后、雷公。风后亦殆官名。姓风名后之说，不必得实。雷、风、云亦一也。天师犹雷公、风后矣。《灵枢·寿夭刚柔》篇、《忧恚无言》篇、《通天》篇并载"黄帝问于少师"。少师盖天师之副。然则，天师者，太师也。少师之为官名尤显，则天师之为官益验。《六节藏象论》云："岐伯曰：'此上帝所秘，先师传之。'"先师者，盖先岐伯为天师者也。《移精变气论》云："先师

---

① 案：通"按"。清·朱骏声《说文通训定声·乾部》："案，假借为按。"

② 少皞（hào 浩）：传说中古代东夷集团首领，名挚（一作质），号金天氏。东夷集团曾以鸟为图腾，相传少皞曾以鸟名为官名。传说少皞死后为西方之神。亦作"少昊"。

③ 九扈（hù 户）：相传为少皞时主管农事的官名。本是农桑候鸟，借以作农事官名。

之所传也。上古使僦贷季①理色脉而通神明。”故《六节论》王注云：“先师，岐伯祖之，师僦贷季。”又引《八素经②·序》云：“天师对黄帝曰：‘我于僦贷季理色脉已三世矣。’”彼天师亦岐伯，僦贷季盖先岐伯为天师也。《灵枢·百病始生》篇云：“黄帝曰：‘余固不能数，故问先师，愿卒闻③其道。’”此先师即称岐伯，或是天师之误。

醉以入房。

𢠾案：“醉以”疑本作“以醉”。“以醉入房”与上文“以酒为浆”“以妄为常”，下文“以欲竭其精”“以耗散其真”，五“以”字皆冠句首，文法一律。倒作“醉以”，则失例矣。《腹中论》及《灵枢·邪气脏腑病形》篇并有“若醉入房”语，则“醉入房”三字连文，正有可证。下文林亿等《新校正》林亿、孙奇、高保衡等奉敕校正《内经》，书中校语皆标“《新校正》云”，而《三部九候论》中独有标“臣亿等”者。案：此书既奉敕校正，自合④标“臣亿等”为是。且校语首皆著一“详”字，“臣亿等详”云云，文义极顺。今诸标“新校正”者，当悉系重刻本改易，《三部论》中则改易未尽者耳。顾观光彼校⑤谓“‘臣亿等’三字当作‘《新校正》云’四字”⑥，未察也。引《甲乙经》“耗”作“好”，今《甲乙经·动作失度》篇亦作“耗”，当属后人据《素问》改。凡今

---

① 僦（jiù 就）贷季：传说为上古神农时人。岐伯祖师，医家之祖。《素问·移精变气论》：“岐伯曰：‘色脉者，上帝之所贵也，先师之所传也。’”王冰注：“先师，谓岐伯祖世之师僦贷季也。”

② 八素经：道教书名。唐·曹唐《小游仙诗》之九五：“新授金书八素章，玉皇教妾主扶桑。”《云笈七签》卷九：“《八素真经》乃玄清玉皇之道，又有地仙《八素经论》。”

③ 闻：原作“问”，据赵本改。

④ 合：应该。

⑤ 顾观光彼校：指清代顾观光的《素问校勘记》。

⑥ 臣亿等……四字：见《素问校勘记·三部九候论篇第二十》。

本《甲乙经》辄不同林校所引，而转①与《素问》合者，当悉据林校校订。胡澍《内经素问校义》② 云“以耗散其真”与“以欲竭其精”句义不对，则皇甫本作“好”是也。“好”读“嗜好”之“好”。“好”亦欲也。凡经传言“嗜好”即嗜欲，言“好恶”即欲恶。《孟子·告子》篇：“所欲有甚于生者”，《中论·夭寿》篇作“所好”。《荀子·不苟》篇“欲利而不为所非”，《韩诗外传》作“好”。俞荫甫太史《读书余录》③ 亦谓作“好”者是。鬯案：“好”“耗”一声之转。王冰本作“耗”，盖亦当读“耗”为“好”。而《次注》云：王氏注《素问》移易篇第，故称次注。“轻用曰耗。”则失之矣。“酒”也、“妄”也、“醉”也、“欲”也、“好”也五字皆读逗④，文法亦一律。

生气通天论

因于暑，汗烦则喘喝。⑤

鬯案：“汗”字盖衍。下文云“汗出而散”，则因于暑者正取于汗，何得云“汗烦则喘喝”乎？盖即涉彼而衍也。且“汗烦”二字本无义。如王注云：“病因于暑，则当汗泄。不为发表，邪热内攻，中外俱热，故烦躁、喘、数大呵而出其声⑥。”则又读“汗”一字句⑦，与下文义且病复矣，抑无此文法也。

---

① 转：反而。

② 胡澍《内经素问校义》：详见本书《内经素问校义》之“说明”。

③ 俞荫甫太史读书余录：详见本书《读书余录·内经素问》之“说明”。

④ 读逗：指语句中的停顿。

⑤ 因于暑……则喘喝：《素问》作“因于暑，汗，烦则喘喝”。

⑥ 声：此字后王注原有“也”字。

⑦ 读汗一字句：即“汗”字与前后文字皆断开，单独成句。

“烦则喘喝”与下句“静则多言”句各四字，文本整齐。读“汗”一字句，不如径删“汗”字直捷。吴崑注本[①]掇[②]上文“因于寒”三字，又掇下文“体若燔炭，汗出而散”八字，都[③]十一字，并为一条，在此文上，更张[④]太甚。

精绝辟积于夏，使人煎厥。[⑤]

鬯案：“精绝”下疑脱“而”字。“精绝而辟积于夏，使人煎厥”，与下文云“气绝而血菀于上，高世栻[⑥]读上句形字断[⑦]，与此上句[⑧]“张”字断亦一例。使人薄厥”，同一句法。脱“而”字则不成句矣。

溃溃乎若坏都。

鬯案：“都”字盖本作“陼”。“陼”“都”二字篆文从𨸏从邑各异，而隶书同作“阝”，但分别在左右耳。移“陼”左旁在右，即成“都”字。然二字并谐者声，论假借之例，亦无不通。《说文·𨸏部》云：“陼，如渚者。陼邱，水中高者也。”

---

① 吴崑注本：指明代吴崑的《黄帝内经素问注》。吴崑，字山甫，号鹤皋，自号参黄子。安徽歙县人。明代著名医家、医学理论家、藏书家，是新安医学的代表人物。著有《医方考》《脉语》《黄帝内经素问吴注》《针方六集》，另有《十三科证治》《参黄论》《药纂》《砭考》，已佚。

② 掇：摘取，选取。

③ 都（dū督）：总共。

④ 更张：变更，改动。

⑤ 精绝……使人煎厥：有句读“于夏”属下读。

⑥ 高世栻：此指清代高世栻《素问直解》一书。高世栻，字士宗，钱塘（今浙江杭州）人，清代医学家。曾对《内经》加以注解而成《素问直解》。另有《医学真传》，是与弟子论学之辑录。此外还有《灵枢直解》《金匮集注》诸书，但未见传世。

⑦ 读上句形字断：即断作“大怒则形”，“气绝”二字属下。

⑧ 此上句：指“烦劳则张”句。

《字通》[1] 作“渚”。《诗·江有汜》篇《毛传》云：“渚，小洲也。”盖渚者，水中高地之名，坏之则水溢，故下文云：“汩汩乎不可止。”王注不诠发“都”字之义，然注文已作“都”，则其本似已误。而如高世栻《内经素问直解》云：“若国都之败坏也。”望文生义，坐[2]小学之疏。

乃生大偻。

鬯案：“偻”即下文“陷脉为瘘”之“瘘”字，“瘘”正字，“偻”借字也。此用“偻”字，下文用“瘘”字，文异义同之例，古书多有之。王注不知“偻”之即“瘘”，而云“形容偻俯”，则“生”字何义？玩[3]一“生”字，即知“偻”之即“瘘”矣。此言“大瘘”，下文止言“瘘”，不言“大”，则陷脉者乃生小瘘也，于义初不[4]复。

俞气化薄，传为善畏。

鬯案：“传”字疑即涉“薄”字形近[5]而衍。“为善畏”与下文“为惊骇”偶语，著一“传”字，义不可解。观王注云：“言若寒中于背俞之气，变化入深而薄于脏腑者，则善为恐畏，及发为惊骇也。”绝不及“传”字之义，可见王本无“传”字，是“传”为衍文之证。

则脉流薄，疾并乃狂。[6]

鬯案：此似当读“薄”字句。“流薄”者，言脉象也。盖

---

① 字通：南宋李从周撰，是一部主要解说隶楷同形异源构件和形近构件来源的一部小型字书，共收601字。

② 坐：因为，由于。

③ 玩：研讨。

④ 初不：一点也不。

⑤ 传字疑即涉薄字形近：“传”繁体作“傳”，与“薄”形近。

⑥ 则脉流薄，疾乃并狂：有句读“疾”属上读。

谓脉见流荡虚薄之象，生疾不一，并合之，乃成狂疾也。王注云："薄疾，谓极虚而急数也。"读"疾"字句，殆非。且"急数"不当言"流"，"流"义与"急数"之义不协。而"并乃狂"句不指所并者何事，亦殊不明。王训"并"为"盛实"，谓"阳并于四肢则狂"，则亦不应但曰"并乃狂"。至张啸山先生校①疑其有脱误字矣。此据奚方壶所录②，未刊入《舒艺室续笔》。要得其读法未必脱也。《腹中论》云："须其气并。""疾并"与"气并"字法可例。彼王注正云："并，谓并合也。"

金匮真言论

故藏于精者，春不病温。

樾案："藏"上当脱"冬"字。王注云："此正谓冬不按跻，则精气伏藏。"盖王本此"冬"字尚未脱也。下文云："夏暑汗不出者，秋成风疟。"此"冬"字与彼"夏"字为对，脱去则句法亦失类矣。《生气通天论》及《阴阳应象大论》并有"冬伤于寒，春必温病"语，意虽相反，文实相似，则有"冬"字可证。

合夜至鸡鸣。

樾案："合夜"二字无义。"合"疑"台"字之形误，"台"实"始"字之声借。"始夜"即上文"黄昏"也。上文言"天之阳"，故言"黄昏"。此言"天之阴"，故变"黄昏"为"始夜"。"始夜至鸡鸣"，其语易晓。借"台"为"始"，

---

① 张啸山先生校：指张文虎《舒艺室续笔·内经素问》。详见本书《舒艺室续笔·内经素问》之"说明"。

② 奚方壶所录：今不见。奚方壶，不详，待考。

遂误“台”为“合”。自来注家亦迄①无能解“合夜”之义者。

阴阳应象大论

在变动为忧。

罂案：此“忧”字盖当读为“嚘”。心之变动为嚘，与下文言肺之志为忧者不同。忧既为肺之志，自不应复为心之变动也。五志为怒、喜、思、忧、恐。五变动为握、忧、哕、咳、栗。一忧字既列志科②，又列变动科，杂乱甚矣。林《校正》引杨上善③云：“心之忧在心变动，肺之忧在肺之志，是则肺主于秋，忧为正也，心主于夏，变而生忧也。”此说实曲④。如其说，则肝之变动，何以言“握”而不言“思”？亦岂不得曰脾主中央，思为正；肝主于春，变而生思邪？而脾之变动当言“恐”，不当言“哕”；肺之变动当言“怒”，不但言“咳”；肾之变动当言“喜”，不当言“栗”矣。至王注谓“忧可以成务”，尤为望文生义。《玉篇·口部》引《老子》曰：“终日号而不嚘。嚘，气逆也。”今《老子·五十五章》作“嗄”。陆释⑤亦云：“嗄，气逆也。”《庄子·庚桑楚》篇云：“儿子终日嗥而嗌⑥不嗄。”陆释云：“嗄，或又作嚘，徐音忧。”是“嚘”“嗄”古通用，恐“嗄”即“嚘”之别体。“嚘”训“气逆”，则与脾之变动为哕，肺之变动为咳，义正相类。肝之变动为

---

① 迄：终究。

② 科：类。

③ 杨上善：此指杨上善的《黄帝内经太素》。

④ 曲：不合理。

⑤ 陆释：即唐代陆德明的《经典释文》。

⑥ 嗌（ài 艾）：咽喉阻塞。成玄英《疏》：“嗌，喉塞也。”按，若作此解，则原句“嗌”上当有“不”字。

"握"，或云当读如"咿喔①"之"喔"，则义亦近。是知此"忧"字必"嚘"字之借，与志科之"忧"文同而实异也。

故同出而名异耳。

鬯案："出"当训"生"。《吕氏春秋·大乐纪》高注云："出，生也。"《淮南子·坠形训》注亦云："出，犹生也。""同出"者，"同生"也。同生者，若云并生于世也。上文云："知之则强，不知则老。"是并生于世，而有"强""老"之异名，故曰"同出而异名②耳"。王注云："同，谓同于好欲。"未得其义，且止解"同"字，未解"出"字。若即以"好欲"为"出"字之义，益无理矣。《解精微论》云"生则俱生"，林《校正》引《太素》作"出则俱亡"，则二字或并可通。《尔雅③·释亲》"女子同出"，《国语·晋语》韦解④作"女子同生"。彼"同生"之义与此有别，说见彼。而"同出"之为"同生"，适可借证已。

故邪风之至，疾如风雨。

鬯案：既言"邪风"，又言"疾如风"，必不可通。据上下文诸言气不言风，且上文云："风气通于肝。"则风亦气之一，言风不如言气之赅矣。此"邪风"当作"邪气"，盖即涉"疾如风"之"风"字而误。气为风，故"邪气之至，疾如风雨"，句始⑤有义。下文云："故天之邪气，感则害人五脏。"彼"邪

① 咿（è 恶）喔：象声词。禽鸟啼声。

② 异名：据上文当作"名异"。

③ 尔雅：中国最早的一部解释词义的书，儒家十三经之一。

④ 韦解：指三国韦昭为《国语》所作的注解。韦昭，字弘嗣，吴郡云阳（今江苏丹阳）人。三国时期吴国文学家、史学家、经学家。曾作《博弈论》，与华核、薛莹等同撰《吴书》，注《孝经》《论语》及《国语》。

⑤ 始：才。

气”正承此“邪气”而言，则此之当作“邪气”不当作“邪风”明矣。

阴阳别论

病为偏枯痿易。

丒案：“易”当读为“瘍”。《说文·疒部》云：“瘍，脉瘍也。”《广雅·释诂》云：“瘍，病也。”又云：“痴也。”“易”与“痿”是二病。王注云：“易，谓变易常用，而痿弱无力也。”则似误二病为一。要其言“变易常用”，与“痴”义亦可合也。《汉书·王子侯表》云乐平侯訢“病狂易”，亦以“易”为之。

阴阳结，斜多阴少阳，曰石水。

丒案：“斜”盖当读为“除”。“除”“斜”并谐余声，例得假借。除者，除去之义。《广雅·释诂》云：“除，去也。”据《说文·自部》云：“除，殿陛也。”则“除去”非“除”本义。其本字实为“捨”。捨谐舍声，余谐舍省声。然则，即读“斜”为“捨”，亦例无不通矣。《说文·手部》云：“捨，释也。”舍释之义，即除去之义也。“斜多阴少阳”者，谓除去多阴少阳也。盖“阴阳结”，或阴阳均等，或多阳少阴，皆“曰石水”。惟多阴少阳则不在其科，故曰“阴阳结，斜多阴少阳，曰石水”，谓除去多阴少阳，凡“阴阳结”者“曰石水”也。王注简略，张啸山先生《舒艺室续笔》谓“斜”乃“纠”之误，窃疑未然。以“斜”为“纠”之误，则必以“结纠”连读。观下文“二阳结”“三阳结”“一阴一阳结”，皆以“结”字读顿，“结”下更不著字，则此必当读“阴阳结”顿，“结”下不得有“纠”字明矣。且既言“阴阳结纠”，又言“多阴少阳”，则何不直曰“多阴少阳结纠”，而乃冘叠①如是乎？张志聪《内经素问集注》②云：“结斜者，偏结于阴阳之间。”亦望文为义。《五脏生成篇》云：“小溪三百五十四名，少十二俞。”此言“除多阴少阳”，犹彼言“少十二俞”，句意略有参证。

灵兰秘典论

以传保焉。

匋案：“保”读为“宝”。《易·系传》：“圣人之大宝。”陆释引孟喜本③，“宝”作“保”。《史记·周纪》：“展九鼎保玉。”裴解④引徐广曰：“保，一作宝。”“宝”“保”通用，古书屡见。“传保”即“传宝”，此本宜学者共知。而如高世栻《直解》云：“以传后世而保守弗失。”夫宝者，保也。“保守弗失”之义与“宝”义无背，而动静有间⑤。曰传宝，自直捷；曰传保守弗失，即迂回。所以考古者不可不明假借也。《脉要精微论》云：“是故持脉之⑥道，虚静为保。”“保”亦当读“宝”。彼王注云“保定盈虚而不失”，则亦昧矣。《甲乙经》《脉经》正作“持脉有道，虚静为宝”。《宝命全形论》之“宝”

① 冘（yín银）叠：谓行文重复。

② 张志聪内经素问集注：张志聪，字隐庵，浙江杭州人，清初名医。著作《素问集注》《灵枢集注》《伤寒论宗印》《金匮要略注》《侣山堂类辨》《本草崇原》等行于世，《针灸秘传》佚。晚年著有《伤寒论纲目》《伤寒论集注》。

③ 孟喜本：指西汉孟喜的今文《易》学。

④ 裴解：指南朝宋裴骃的《史记集解》。裴骃，裴松之之子，字龙驹，河东闻喜（今山西闻喜）人。继承家学，博览宏识，亦以注史著称于世。其《史记集解》八十卷为现存最早的《史记》注本，与唐司马贞《史记索引》、张守节《史记正义》合称“史记三家注”。

⑤ 有间：有区别。

⑥ 之：《素问》顾本作“有”。

字，转合读“保”。

六节藏象论

凡十一脏，取决于胆也。

锴案：“一”字盖衍。上文言心、肺、肾、肝、脾、胃、大肠、小肠、三焦、膀胱，凡十脏，无十一脏。并胆数之，始足十一。然云“凡十一脏，取决于胆”，是承上而言，必不并胆数。王注云：“上从心脏，下至于胆，为十一。”此曲说十一也。十一脏去胆止有十，则“一”字之为衍甚明。此倘因《灵兰秘典论》言十二脏，故其衍作十一脏者，正不并胆数也。不知彼尚有膻中一脏，此上文不及膻中也。《玉机真脏论》云：“胃者，五脏之本也。”胃在五脏外，故为本；胆在十脏外，故取决，可比例①矣。

五脏生成篇

心之合脉也，其荣色也。

锴案：“色”为“赤色”，王注当不误。而林《校正》驳之云：“王以赤色为面荣美，未通。大抵发见于面之色，皆心之荣也，岂专为赤哉?”窃谓林说转未当，此观于下文而可知。下文言五脏所生之外荣云：“生于心，如以缟裹朱。”朱非正赤色乎?又云：“生于肺，如以缟裹红；生于肝，如以缟裹绀；生于脾，如以缟裹栝楼实；生于肾，如以缟裹紫。”是赤色之外，凡发见之色，生于肺、肝、脾、肾，而不生于心也。且如红，浅赤也；绀，青赤也；王注云“薄青色”，未是。栝楼实，黄赤也；紫，黑

① 比例：比照。

赤也。则即不生于心之色，亦复不离于赤。焉有明明言心其荣色，以赤色为未通乎？盖心生血，血色赤，此实浅可知者。王谓“火炎上而色赤”，舍血言火，却似舍近言远，要亦不必滋议者矣。

故色见青如草兹者死。

鬯案：兹之言荐也。草兹者，草荐也。草荐者，草席也。“荐”“兹”一声之转，论双声假借之例，本无不可通。《说文·草部》云：“兹，草木多益。”“荐，荐席也。”“荐”为正字，“兹”为借字。然鬯窃又有一说焉。兹从草，丝省声，盖声当兼义，以丝编草，是草席之义也。恐“兹”字本义正是草席，而“草木多益”乃是转义，故古人多谓席为兹。《周礼·圉师职》[1]“春除蓐。”郑注[2]云：“蓐，马兹也。”《尔雅·释器》云：“蓐谓之兹。”郭注云：“兹者，蓐席也。”《史记·周纪》云：“卫康叔封布兹。”裴《集解》引徐广曰：“兹者，藉席之名。”《荀子·正论》篇杨注云：“或曰，‘龙兹’即今之龙须席。”凡此，实皆用本字也。盖“兹”与“荐”二字同义，或并同字。自为“荐”字专“席”义，而“兹”乃以转义为本义，遂莫解从丝省之说，则但谓之声矣。草既成席，青色必干槁，故色如之者死。“草兹”之即“草席”，《素问》家固有知者，特未发明“兹”字之说耳。至王注谓“如草初生之青色”，其说最谬。果如其说，是生色，非死色矣。

---

① 周礼圉（yǔ 与）师职：即《周礼·夏官·圉师》。“圉师职”当为“圉师”，“职”系指其职责。后“医师职”“大司徒职”同。圉师，《周礼》官名。《周礼·夏官·圉师》：“圉师掌教圉人养马。”

② 郑注：指东汉经学家郑玄为《周礼》所作注。

徇蒙招尤。

𢘅案："徇"，吴崑注本改为"眴"。俞荫甫太史《余录》亦云："徇者，眴之借字；蒙者，矇之借字。眴矇并为目疾。"说当得之。而"招尤"二字，俞虽讥王注迂曲，仍谓未详其说。𢘅窃谓"招尤"即"招摇"也。"摇""尤"一声之转。此类连语字①，本主声不主义。招尤、招摇，一也。《汉书·礼乐志》颜注②云："招摇，申动之貌。"《文选·甘泉赋》李注③云："招摇，犹彷徨也。"然则，王注谓："招，谓掉也，摇掉不定也。"义实未失。特专解"招"字，致"尤"字不可解，而云："尤，甚也。"宜俞氏斥为迂矣。至顾观光校谓"目不明则易于招尤"，张啸山先生校亦谓"视不审则多误，故云招尤"④。并以"尤"作"过"字义，实较王义为更迂。此与韩愈《感二鸟赋》"只以招尤而速累"者，自不可同也。《说文·目部》云："旬，目摇也。或体作眴。"《刺疟》篇云："目眴眴然。"然则，"招摇"即申"眴矇"之义，犹下文"腹满䐜胀"，"䐜胀"即申"腹满"之义也。

五脏相音，可以意识。

𢘅案："音"字疑本作"咅"。"音""咅"隶书止争⑤一笔，故误"咅"为"音"。"咅"实"倍"字之借也。倍之言

---

① 连语字：即联绵字。

② 颜注：指颜师古为《汉书》所作注。颜师古，名籀，字师古，唐初经学家、训诂学家。曾奉诏校五经，又注《汉书》。

③ 李注：指唐代李善为《文选》所作注。李善，唐高宗时人，显庆中为崇文馆学士、兰台郎。学问博洽，然不能属辞，故人号"书簏"。后被流姚州，遇赦还，居汴、郑间，讲授《文选》，注有《文选》六十卷。

④ 视不审……故云招尤：此内容不见于今本《舒艺室续笔·内经素问》。

⑤ 争：相差。

背也。“五脏相音”，实谓五脏相背也。上文云：“五脏之象，可以类推。”谓其常象也。至于五脏相背，亦可以意识之，故又云：“五脏相音，可以意识。”四句似平而实贯，与上言脉①、下言五色②分别一项③者不同，故复言五脏也。“音”误为“音”，则义不可通。王注释为五音“互相胜负”，则当云五脏“互音”，不当云“相音”矣。或以“相”作“形相”解，益谬。《脉要精微论》云：“五脏者，中之守也，得守者生，失守者死。”五脏相背，即“失守”之谓。《玉机真脏论》云：“病之且死，必先传行至其所不胜，病乃死。”此言气之逆行也，故死。五脏相背，亦即逆行之谓也。

名曰肺痹，寒热得之。④

㮚案：“寒热”二字似当在“得之”之下，方与上下文例合。上文云“名曰心痹”，下文云“名曰肝痹”“名曰肾痹”，“痹”下俱不更著字，则此“名曰肺痹”下，不合著“寒热”二字，方为类也。又上文云“得之外疾”，下文云“得之寒湿”，则此云“得之寒热”，亦为类也。二字倒转，为失例矣。

五脏别论

六腑者，传化物而不藏。

㮚案：云“化物而不藏”，则六腑即上文“传化之腑”。上文言传化之府云“胃、大肠、小肠、三焦、膀胱”，则止五腑。

---

① 上言脉：指上文“夫脉之小大滑涩浮沉，可以指别”。

② 下言五色：指下文“五色微诊，可以目察”。

③ 分别一项：各自属于一项内容。

④ 名曰肺痹寒热得之：顾本断作：“名曰肺痹，寒热，得之醉而使内也。”

又云：“魄门亦为五脏使，水谷不得久藏。”则魄门亦实传化之腑之一，合之成六腑。然则，此六腑为胃、大肠、小肠，三焦、膀胱、魄门，与《金匮真言论》以胆、胃、大肠、小肠、膀胱、三焦为六腑者异。胆亦见上文，乃奇恒之腑，奇恒，犹言变常也。《玉版论要》篇云：“奇恒者，言奇病也。”彼言病，故云“奇病”。其实“奇恒”止是“变常”之义，若奇恒之腑曰奇病之腑，不可通也。或云，古医书有名《奇恒》者，亦在彼“奇恒”可解，在此“奇恒”不可解。非传化之腑，故舍胆而取魄门为六。自来《素问》家俱略未说，故为拈出之。下文两言六腑，当同。脏腑之说，今医工一①从《金匮真言论》，而在古初无②定论，故《灵兰秘典论》云：“愿闻十二脏之相使，贵贱何如?”又，《六节藏象论》云：“凡十一脏，取决于胆也。”是合脏腑而通谓之脏矣。又，《诊要经终论》言十二月，人气分两月配一脏，故五脏之外又有头，则头亦为一脏矣。又，《六节藏象论》及《三部九候论》并言“九野为九藏。故神藏五，形藏四”③。王注云：“所谓形藏四者，一头角，二耳目，三口齿，四胸中④。”则头角、耳目、口齿、胸中，亦为藏矣。又，《脉要精微论》云：“夫五藏者，身之强也。”而彼下文云“头者，精明之府”；“背者，胸中之府”；“腰者，肾之府”；“膝者，筋之府”；“骨者，髓之府”，则是五府也。而云五藏，五藏而又为头、背、腰、膝、骨矣。上文云：“黄帝问曰：‘余闻方士或以脑髓为脏，或以肠胃为脏，或以为腑。’”则当时脏腑之说有争辩矣。

---

① 一：全，都。

② 初无：从来没有。

③ 神藏五，形藏四：顾本作“形藏四，神藏五”。

④ 中：此字后王注原有“也”字。

异法方宜论

其治宜砭石。

鬯案：砭与针别，故言砭石，不言砭针。此东方，言其治宜砭石。下文南方，言其治宜微针。针与砭分别如此。而王注云："砭石，谓以石为针也。"则混砭于针矣。又云："《山海经》[①]：'高氏之山，有石如玉，可以为针，则砭石也。'"考今《山海东山经》作："高氏之山，其上多玉，其下多箴石。"与王引小殊。彼郭璞注云："可以为砥针治痈肿者。"王义实本于此。然如王所引，固止言箴，顾观光校云："针即箴字[②]。《左传》'针庄子'，《风俗通》作'箴庄子'。"不言砭。如今本亦止言箴石，不言砭石，乌睹箴石之即砭石乎？要高氏山之箴石，不妨亦如砭之可以治痈肿，而治痈肿之砭石则石而非针也。盖但当是刃石，而不当谓针石，故《灵枢·九针十二原》篇列九针之目：一曰镵针，二曰员针，三曰鍉针，四曰锋针，五曰铍针，六曰员利针，七曰毫针，八曰长针，九曰大针。其说亦见《九针论》[③]。何曾见有砭针在内？又申言九针，其于铍针云："末如剑锋，以取大脓。""取大脓"者，即所谓治痈肿也。然则，治痈肿之针乃铍针，非砭石。砭石与铍针皆治痈肿，而砭石不可名为针，即犹铍针不可名为石也。故《病能论》云："有病[④]痈者，或石治之，或针灸治之。"又云："痈[⑤]气之息者，宜以

① 山海经：此后王注原有"曰"字。
② 针即箴字：原作"箴即针字"，据顾观光《素问校勘记》改。
③ 九针论：即《灵枢·九针论》。
④ 病：顾本此字后有"颈"字。
⑤ 痈：顾本此字前有"夫"字。

针开除去之。夫气盛血聚者，宜石而泻之。”则针与石之异物，亦既彰明晓著矣。《灵枢·玉版》篇云：“黄帝曰：‘其已有脓血而后遭乎？不导之以小针治乎？’岐伯曰：‘其已成脓血者[1]，其唯砭石、铍锋之所取也。’”铍锋者，即铍针也。砭石与铍锋并称，明砭石与铍针同类。既言砭石，又言铍锋，明砭石与铍针异物。以砭石为针者，恐即由误读此文。以砭石、铍锋为一物，则砭石即铍针。铍针为针，砭石亦自为针矣。则试问诸言针石者，如《金匮真言论》云：“皆视其所在，而[2]施针石也。”《移精变气论》云：“针石治其外。”《血气形志》篇云：“治之以针石。”《通评虚实论》云：“闭塞者，用药而少针石也。”针石之见于《素问》不一而足。若砭石即铍针，既言针，又举九针之一以相配并称，诚何意义欤？针石并称，恐所谓针转可专指铍针，而不可以铍针属石。且铍针大小有制，《九针十二原》篇及《九针论》并言铍针广二分半、长四寸。《九针论》且申之云：“此大小长短法也。”则明一定而不可易者矣。而砭石有大有小，故《宝命全形论》云：“制砭石小大。”其必不能一定广二分半、长四寸，则砭石之不可当铍针，不愈明乎？彼林校引全元起云：“砭石者，是古外治之法，有三名：一针石，二砭石，三镵石。”“古[3]未能铸铁，故用石为针。”“黄帝造九针以代镵石。”此亦足见黄帝造针以代砭，砭石必不得当九针之一也。其言“一针石，二砭石，三镵石”。针石者，固石之为针者也，即谓是高氏山之箴石，亦听之可也。镵石者，即镵针之所

① 其已成脓血者：赵本此句前有“以小治小者其功小，以大治大者多害，故”。

② 而：顾本作“为”。

③ 古：此字后原引文有“来”字。

取法也。故镵针列九针之冠。黄帝造九针以代砭，去针石、镵石，而独存砭石，则砭石之非针又可明矣。其言“古未能铸铁，故用石为针”，则有铸铁之后，针必不复用石而用铁，砭石之非针又可明矣。又案：王于下文[①]“微针”注云：“微，细小也。细小之针，调脉衰盛也。”其意若谓南方治宜细小之针，而东方治宜砭石者，即粗大之针。此盖亦有说。微针固即小针之名，如《玉版》篇帝问以小针治，而伯对铍针之所取，则铍针为大针，《说文·金部》云“铍，大针”是也。此小针为细小之针可证也。而彼上文又云：“黄帝曰；‘余以小针为细物也，夫子乃言上合之于天，下合之于地，中合之于人，余以为过针之意矣。’”岐伯曰：“大于针者，惟五兵者焉。”夫帝问小针，伯不曰大于小针者某针，而云“大于针者，惟五兵”，则彼小针实兼九针之总名矣。盖九针有小大，就针别之，若论其物，固莫非小物也，故九针得总名为小针。南方之治“宜微针”，正是总名九针为微针，而非指九针中之细小之针也。何以知之？以彼下句即承之曰：“故九针者，亦从南方来。”不曰微针，而曰九针，岂非微针即九针乎？微针即九针，则砭石之非针，又可明矣。倘砭石在九针之外，而亦为针，则何不并九针数之为十针？《素问》无十针之目，故砭石卒[②]不得冒针之名，故曰但当是石之有刃者也，不具针形，故无针名也。近人有谓今刮沙[③]法为古砭遗法者，今刮沙法用钱，或用瓷碗，古则用石耳。其说颇能别砭于针，然无证据。且古病名无沙，安得有刮沙法？聊附于此。

---

① 下文：指“其病挛痹，其治宜微针”句。

② 卒：最终。

③ 刮沙：当为“刮痧”。后文同。

其民陵居而多风。

鬯案：此“其民”当本作“其地”。下文始云：“其民不衣而褐荐。”则此不当出“其民”字，盖即涉彼而误也。下文言北方，“其地高，陵居，风寒冰洌”。此西方之“陵居而多风”，犹北方之“陵居，风寒”也。彼明言“其地”，则此亦当作“其地”明矣。下文又云：“其民华食而脂肥。”吴崑本无彼“其民”字。吴虽多改易，然其所改，注中皆明出之。此不出，则其所据本原无二字也。盖此“其民”涉下而误，彼“其民”①又涉上而衍。

汤液醪醴论

形施于外。

鬯案：施当为改易之义。《诗·皇矣》篇郑笺云：“施，犹易也。”《集韵②·纸韵》云：“施，改易也。”《荀子·儒效》篇杨注：“读施为移。”释为移易。移易亦即改易也。“施”与“易”亦通用。《诗·何人斯》篇：“我心易也。”陆释引《韩诗》“易”作“施”。《史记·韩世家》：“施三川。”《战国·韩策》“施”作“易”，是也。“形施于外”者，谓形改易于外也。上文云：“形不可与衣相保。”则信③乎其形改易矣。下文云：“以复其形。”既改易其形，故复还其形。“复”与“施”，义正针对。林《校正》谓“施字疑误”，非也。而如王注云：“浮肿

---

① 彼其民：指“其民华食而脂肥”之“其民”。

② 集韵：是中国古代一部标注汉字读音的典籍。旧题宋·丁度等撰。凡十卷。其书务从赅广，注重文字形体与训诂，收字最备，而注释颇略，与《广韵》互有得失，故二书并行。

③ 信：确实。

施张于身形之外。”以“施”为“施张”，则必增“浮肿”以成其义，乃真误矣。高世栻《直解》本改“施”为“弛”，犹可通。要“弛”亦改易之义。《尔雅·释诂》云：“弛，易也。”字亦通“驰”。《水经·河水》郦元注[①]引《竹书纪年》[②]云：“及郑驰地。”谓以地相易也。皆改易之义也。

玉版论要篇

色夭面脱，不治。

瞾案：“色夭”者，色白也。《灵枢·五禁》篇云“色夭然白”，是其明证。盖色白必兼润泽之气。无润泽之气而白谓之色夭。《玉机真脏论》云“色夭不泽”，是其明证。王注止云“夭恶”。《玉机论》注云：“夭，谓不明而恶。”意似得之，而不言何色，说转不晓。

诊要经终论

中心者环死。

瞾案：“环”下似本有“正”字，故王注云：“正谓周十二辰也。”今脱“正”字，则注语无著[③]矣。王训“正”为“周十二辰”者，以《刺禁论》云：“刺中心，一日死。”《四时刺

---

① 郦元注：指郦道元的《水经注》。《水经》原是我国第一部记述河道水系的专门著作，它系统地以水道为纲，记其源流和流经的地方，确立了因水证地的方法。载有一百三十七条水道，海水各成一篇。《水经》因北魏郦道元的《水经注》而流传于世。《水经注》共四十卷，西晋太康二年（281）出土于河南汲县战国魏襄王墓，是集当时地理学大成并且具有极高文学价值的巨著。郦元，系“郦道元”省称。

② 竹书纪年：相传为战国时魏国史书。凡十三篇，叙述夏、商、西周和春秋、战国的历史，按年编次。又因其为竹简，故名。

③ 著（zhuó 浊）：着落。

从逆论》云："刺五脏，中心一日死。"故以为"环正死"者，即一日死，一日则十二辰也。盖譬如今日正午辰刺者，则环至明日午辰正而死。今夜正子辰刺者，环至明夜子辰正而死。此"正"为"周十二辰"之说也。要古未以一日定十二辰，故止曰"环正"耳。自"正"字脱去，后人或谓经气环身一周而死。人一日夜营卫之气五十度周于身，以百刻计之，约二刻一周，则不顾①与《刺禁》《刺从逆》两论所云"一日死"者不合乎？

刺胸腹者，必以布憿著之，乃从单布上刺。

鬯案："憿"当读为"缴"。《广雅·释诂》云："繁，缠也。""繁"即"缴"字。《说文》亦作"繁"。《汉书·司马相如传》颜注云："缴绕，犹缠绕也。"然则，"缴著之"者，谓以布缠著于胸腹也。作"憿"者，借字。林《校正》引别本作"幧"，又作"撽"，俱借字也。张志聪《集注》训"憿"为"定"，谬。案：王注云："形定，则不误中于五脏也。"说"以布憿著之，乃从单布上刺"之义，非以"定"字诂"憿"字。"憿"为"憿幸"之义，从无"定"字之训。《素问》家鲜通训诂，率类是。

脉要精微论

五色精微象见矣。

鬯案：此"精微"二字侧而不平②，与他文言"精微"者独异。"微"盖"衰微"之义。"精微"者，精衰也。"五色精

---

① 顾：反而。

② 二字侧而不平：谓二字非平列关系。侧，通"仄"，倾斜。《诗·小雅·宾之初筵》："侧弁之俄。"下文"义侧"类此。

微象见”者，五色精衰象见也。王注云：“赭色、盐色、蓝色、黄土色、地苍色见者，精[1]微之败象。”夫“精微之败象”，岂得但谓之“精微象”？是误以“精微”二字平列，而增设“败”字以成义，赘矣。衰微即衰败也。下文云：“以长为短，以白为黑，如是则精衰矣。”彼明出“精衰”。“精衰”与“精微”正相应照，亦上下异文同义之例也。篇名题“脉要精微”，义本如此。“脉要精微”者，犹其题“脉要经终”也。经终谓十二经脉之终。“精微”二字义侧，犹“经终”二字义侧矣。下文云“言而微”，亦谓言而衰也。

言而微，终日乃复言者。

刢案：“日”字当衍。“言而微，终乃复言”。终者，一言一语之终，非终日也。“终日乃复言”，决无之事。王注云：“若言音微细，声断不续。”亦不及“终日”之义。是王本或尚未衍矣。观注下云：“甚夺其气乃如是也。”玩一“甚”字，则其本已衍，亦未可知。然下文止言“此夺气也”，“甚”字王氏所增，则《素问》之无“日”字可决。顾观光校据王怀祖[2]说，谓“终日犹良久[3]”，究为牵强。

平人气象论

盛喘数绝者，则病在中结而横有积矣。

刢案：“则病在中结而横有积矣”十字当一句读，“中结”二字连文。而王注于“中”字绝断，则“结而横有积矣”句实

---

① 精：王冰注“精”上有“皆”字。

② 王怀祖：即清代著名朴学家王念孙。字怀祖，号石臞，江苏高邮人。著有《广雅疏证》《读书杂志》等。

③ 终日犹良久：未见于今本顾观光《素问校勘记》。

不成文法。或分作三字两句，亦不然。然细验王于“中”字下，止出“绝，谓暂断绝也”六字，其云“中，谓腹中也”，转出在“结而横有积矣，绝不至曰死”之下，则此处王注似传写失真。顾观光校以“中，谓腹中也”五字为当在“绝，谓暂断绝也”之下，则仍以“中”字断句，窃疑未得。盖“绝，谓暂断绝也”六字，或当断于“盛喘数绝者”下，所以解“数绝”之“绝”字也。不然，则当在“绝不至曰死”之下，盖断一节而始加注，所注“绝”字仍是“数绝”之“绝”字，非“绝不至”之“绝”字。盖后人正恐与“绝不至”之“绝”字相乱，故移写在上，而不省“中”字之不可断也。且今“绝不至曰死”下，尚有注文“皆左乳下脉动状也”八字在“中，谓腹中也”上，与正文殊不应。是岂六字既移写在上，而又漫入此八字以补空邪？然则，王氏原以“则病在中结而横有积矣”十字连读作一句，未可知矣。且下文云：“腹中有横积痛。”王解此“中”为腹中，正据彼而言。则其十字读作一句，盖可证。若下文谓“寸口脉沉而坚者，曰病在中”，“寸口脉浮而盛者，曰病在外”，犹其云“脉盛滑坚者，曰病在外”，“脉小实而坚者，病在内”。“中”与“内”相对为文，犹“外”与“内”相对为文，自不可以彼“中”字绝句①例②此也。又云：“病在中脉虚，病在外脉涩③者，皆难治。”亦“中”与“外”对。又如《玉机真脏论》言“太过，病在外”，“不及，病在中”，凡五见，皆对文，不得例此。

累累如连珠。

① 彼中字绝句：指“寸口脉沉而坚者，曰病在中”。
② 例：类比，比照。
③ 涩：顾本“涩”字后有“坚”字。

鬯案："连珠"盖本作"珠连"。"连"字与下文"如循琅玕""玕"字为韵。《诗·伐檀》篇云："置之河之干兮，河水清且涟猗。""连"与"玕"叶，犹"涟"与"干"叶也。《楚辞·招魂》云："高堂邃宇，槛层轩些；网户朱缀，刻方连些。""连"与"玕"叶，犹"连"与"轩"叶也。乙作"连珠"，则失韵矣。王注云："似[1]珠形之中手。"但言"珠"而不言"连珠"，则未见王本之必作"连珠"矣。

病肝脉来，盈实而滑，如循长竿。

鬯案："竿"字与"滑"字失韵。且上文云："平肝脉来，软弱招招，如揭长竿末梢。"则此言"病肝脉来，盈实而滑"，正与彼脉软弱相反，何得又以长竿为喻？长竿若是竹竿，中空而不盈实，亦不滑也。王注上文言长软，此文言长而不软，殆故为之说。以字形拟之，"竿"字当是"笄[2]"字之坏文。"笄"与"滑"，则平入相叶。笄或以玉，或以象牙，正与脉"盈实而滑"之义合。古人用笄有二种：一为固发之笄；一为固冠之笄。固发之笄短，固冠之笄长。长笄者，其指固冠之笄欤？

玉机真脏论

其见人者，至其所不胜之时则死。

鬯案：凡言时，有二说：一为春夏秋冬之时，上文所谓"四时之序"者是也；一为周一日夜之时，上文所谓"一日一夜五分之"。王注云"朝主甲乙，昼主丙丁，四季土主戊己，晡

---

① 似：王注"似"字上原有"微"字。

② 笄（jī 机）：古代盘头发或别住帽子用的簪子。

主庚辛，夜主壬癸”是也。若以后世十二辰言之，朝，寅卯也；昼，巳午也；四季土，辰未戌丑也；晡，申酉也；夜，亥子也。《灵枢》有《顺气一日分为四时》篇，则云：“朝则为春，日中为夏，日入为秋，夜半为冬。”彼四分之，是朝，寅卯辰也；日中，巳午未也；日入，申酉戌也；夜半，亥子丑也。不别分四季土。以四季土亦当一分，实不若四分之允①。抑五分之说，或当如张志聪《集注》云：“昧旦主甲乙，昼主丙丁，日昃主戊己，暮主庚辛，夜主壬癸。”则真五分矣，但与四分之说，又别为两说而不可合也。上文云：“真脏见，目不见人，立死。”“立死”者，即时死也。此言“见人者，至其所不胜之时则死”者，苟非“不胜之时”，犹不死也。则时为周一日夜之时，其义本无可疑。独王注云：“不胜之时，谓于庚辛之月。”不言“时”而言“月”，其语颇异。凡言时，止有以上二说，从无谓月为时者。曰“庚辛之月”，则疑王本实作“不胜之月”，不作“不胜之时”，而“月”乃“日”字之误也。何以言之？上文云：“真脏见，十月之内死。”彼“十月”当作“十日”，诸家多已订正。盖彼上下文皆言“真脏见②，乃予之期日”。且曰：“大骨枯槁，大肉陷下，胸中气满，喘息不便，内痛引肩项，一月死③。真脏见，乃予之期日。”然则，一月死者，真脏犹未见也。此可知真脏见，且无及一月，安及十月？“十月”之当作“十日”，至不可易。而彼王注云：“期后三百日内④。”是已从误本作解矣。以彼例此，知此亦误作“月”，故亦从误本作解，谓“不胜之月，谓于庚辛之月”

① 允：得当。
② 真脏见：上文作“真脏脉见”，下文作“见其真脏”。
③ 一月死：此句本作“期一日死”。
④ 内：顾本“内”下有“死”字。

也。盖王本“日”误为“月”，而后人又改“月”为“时”。改“月”为“时”者，正明知真脏见，死必不久，不能及月也。今以作“日”言之，则亦可通。上文言“目不见人，立死”者，即日死也。此言“其见人①，至所不胜之日则死”者，苟非“不胜之日”，犹不死也。王言“庚辛之月”，本之《平人气象论》“肝见庚辛死”之语。彼正言庚辛日，非谓庚辛月。以干支纪月，亦起后世。庚辛之日，十日之内必有一遇。然则，至所不胜之日死，亦谓不出十日耳。因王注而漫疑及此，书之，俟医工参验可也。今案：王注“月”字却可疑，然正文“时”字不当改“日”。上文言“一日一夜五分之，此所以占死生之早暮也”，赖有此条一“时”字应之。不然，上诸条皆言“日”，若并此条亦言“日”，则前文为无著矣。

其形肉不脱，真脏虽不见，犹死也。

𢛳案：上“不”字疑因下“不”字而衍。其形肉脱，故云“真脏虽不见，犹死也”。若作“形肉不脱”，则句中亦当著“虽”字。云“形肉虽不脱”，“真脏虽不见”，二句为偶文。然恐非也。或云，“不”字当作“已”。《三部九候论》云：“形肉已脱，九候虽调，犹死。”“九候虽调”，即“真脏虽不见”，此文正可例。“形肉已脱”，即形肉脱。有“已”字，无“已”字，其义一也。《玉版论要》篇云：“色夭面脱不治。”则脱者不治，不脱当不至死矣。上文“其脉绝不来，若人一息五六至”。或疑“不”字亦衍。案：吴崑注引一说云：“脉绝不来，忽然一息五六至，必死也。”则彼文有“不”字，亦可解，犹不必衍。

① 其见人：据文倒应为“其见人者”。

脏气法时论

肝病者，平旦慧。

甡案："慧"即当训"愈"。《方言①·陈楚》篇云："南楚病愈者或谓之慧。"《广雅·释诂》云："慧，瘉也。"瘉即愈也。《说文·疒部》云"瘉，病瘳也"是也。《说文》无"愈"字，或谓即"愉"字之别体。则"愈"为"瘉"之借字耳。"肝病者，平旦慧"者，"肝病者，平旦愈"也。即上文"病在肝，愈于夏""肝病者，愈在丙丁"之"愈"也。下文云："下晡甚，夜半静。""甚"者，即上文"甚于秋"之"甚"，又即"加于庚辛"之"加"也。"静"者，即上文"持于冬""持于壬癸"之"持"也。"慧"与"愈"，"甚"与"加"，"静"与"持"，皆异字而同义也。王注解"慧"为"爽慧"，犹《方言》郭璞注解"慧"为"意精明"。推原②其意，或未始③无理。顾④在《方言》既云病愈谓之慧，则推原其意作解可也。此文止言"肝病者，平旦慧"，则何如训"慧"为"愈"之直捷乎？王念孙《广雅疏证》已引此以证彼，而《素问》家鲜能援⑤《方言》《广雅》以释此者，故特为明之。下文"心病者，日中慧""脾病者，日昳慧""肺病者，下晡慧""肾病者，夜

---

① 方言：全名为《輶轩使者绝代语释别国方言》。西汉学者扬雄撰，今存十三卷，是中国第一部比较方言词汇的重要著作。

② 推原：从本原上推究。

③ 未始：未曾。

④ 顾：表示转折，相当于"而""不过"。

⑤ 援：引，引用。

半慧”并放[1]此。

宣明五气篇

胃为气逆、为哕、为恐，大肠小肠为泄，下焦溢为水，膀胱不利为癃、不约为遗溺，胆为怒。

鬯案：此三十三字非《素问》原文，疑是古《素问》家注语而杂入正文者。古书多注语，特古人或不必称注耳。上文云：“五气所病：心为噫，肺为咳，肝为语，脾为吞，肾为欠、为嚏。”故下文结之云：“是为[2]五病。”注家于心、肺、肝、脾、肾之外，又广及胃、大肠、小肠、下焦、膀胱、胆，以补正文之所不及，古注恒有此例。今杂入正文，则下文“是为五病”句不可通矣。且此篇通篇止言五脏，不及六腑，则此文之非《素问》原文，固灼然易见。《素问》中有古注语，即前后亦多见之，姑略为拈出，以证其说。如《阴阳离合论》云：“命曰阴处，名曰阴中之阴。”夫既言“命曰”，不应复言“名曰”。下文“则出地者，命曰阴中之阳”，俞荫甫太史《余录》云：“‘则’当为‘财’，‘财出地’者，言始出地也。”有“命曰”，无“名曰”，即其例。以下文“命曰”例此，则此亦当言“命曰”，不当言“名曰”。下文“名曰”亦叠见，“命曰”亦见，皆言“名”不言“命”，言“命”不言“名”。盖“命曰阴处”四字为《素问》原文，“名曰阴中之阴”六字乃注语，即以“名曰”释“命曰”也。而“阴处”二字艰奥，故傍下文“阴中之阳”之意，而即以“阴中之阴”释“阴处”之义也。以六字杂入正

---

① 放：通“仿”，仿效。《广雅·释诂三》：“放，效也。”《书·尧典》：“曰若稽古帝尧，曰放勋。”孔颖达疏：“能放效上世之功。”

② 为：顾本作“谓”。

文，则文复而不可解矣。又如《移精变气论》："标本已得，邪气乃服。"林《校正》引全元起本又云："得其标本，邪气乃散矣。"此九字即"标本已得"八字之注语，故王本无之，而全本亦杂入正文，则亦不可解矣。又如《平人气象论》云："左乳下，其动应衣，脉宗气也。"又云："乳之下其动应衣，宗气泄也。""乳之下"十一字亦即"左乳下"十一字之注语。《素问》言"脉宗气"，而注者谓是"宗气泄"，故林校引全本及《甲乙经》无"乳之下"十一字，则王本亦杂入者矣。又如《玉机真脏论》云："病之且死，必先传行至其所不胜，病乃死。此言气之逆行也，故死。""此言"九字亦即"病之且死"十六字之注语。又云："故曰：别于阳者，知病从来；别于阴者，知死生之期。言知至其所困而死。""言知"八字亦即"故曰"十九字之注语。又如《刺疟篇》云："令人先寒洒淅，洒淅寒甚。"① "洒淅寒甚"四字之为注语尤明甚。又如《腹中论》云："不可服高粱、芳草、石药。石药发癫，芳草发狂。"下八字之为注语，亦明甚。盖黄帝问语不应先自解说也。凡兹诸条，随笔所举，细核全书，其类尚多。《奇病论》："然后调之。"林《校正》云："此四字，全注文，误书于此，今当删去之。"② 又，王注云："是阳气太盛于外，阴气不足，故有余也。"林《校正》云："此十五字，旧作文写，乃是全注，后人误书于此，今作注书。"③ 则全注且有误为正文者。《素问》无，古注则已有，则岂能无杂入哉?

---

① 令人……寒甚：顾本作"令人先寒，洒淅洒淅，寒甚久乃热"。

② 此四字……删去之：顾本林亿《新校正》原作："则此四字本全元起注文，误书于此，当删去之。"

③ 此十五字……今作注书：顾本林亿《新校正》原作："详此十五字，旧作文写。按《甲乙经》《太素》并无此文。再详乃是全元起注，后人误书于此，今作注书。"

《内经素问》二

宝命全形论

木敷者，其叶发。

㐭案：敷与陈，义本相通。《汉书·宣帝纪》颜注引应劭[①]云："敷，陈也。"《韦玄[②]成传》注云："陈，敷也。"敷为陈布之陈，亦为久旧之陈。凡一字之有分别义，悉由一义之通转[③]而得。训诂之法，颇无泥滞[④]。然则，"木敷者，其叶发"，即林校引《太素》云"木陈者，其叶落"也。木陈，谓木久旧也。《汉书·文帝纪》颜注云"陈，久旧也"是也，则木敷亦若是义矣[⑤]。"发"当读为"废"。《论语·微子》篇陆释引郑本[⑥]"废"作"发"。《庄子·列御寇》篇陆释引司马本[⑦]"发"作"废"。《文选·江文通杂体诗》李注云："凡草木枝叶凋伤谓之废。"此其义也。故"其叶发"者，其叶废也。其叶废，即其叶落矣。王注云："敷，布也。言木气散布，外荣于所部者，其病当发于肺叶之中。"此说甚戾[⑧]。木既敷荣，何为病

---

① 应劭：字仲远，东汉末经学家、训诂学家。著有《汉书集解音义》，颜师古注《汉书》时多有征引。

② 玄：原作"元"，乃避清康熙帝讳改字。

③ 通转：训诂学术语，多用于古韵通假。此指字义的转训。

④ 泥滞：拘泥呆板。

⑤ 则木敷亦若是义矣：按作者以"通转"释"敷"字，然"敷"无久旧之义，疑王本"敷"为"陈"异体"敶"之讹字。

⑥ 郑本：指东汉郑玄《论语》注本。

⑦ 司马本：指司马彪《庄子》注本。司马彪，字绍统，西晋史学家。

⑧ 戾（lì 立）：违背。此谓违背经文原义。

发？《灵枢·五变》篇云：“夫木之蚤①花先生叶者，遇春霜烈风，则花落而叶萎。”是谓“蚤花先生叶”。今止一“敷”字，亦不足以尽此义。且《素问》止言“其叶发”，不言“其叶发病”，安得增设而为是说②也？林《校正》谓《太素》三字与此经不同，而注意③大异。不知字虽不同，而意实无别也。林言三字不同，“陈”与“敷”也，“落”与“发”也。其一乃指上文“嘶败”之“败”字，王本原作“嗄”。说见俞荫甫太史《余录》。今浙局本④于下文“血气争黑”之“黑”字作“异”⑤，当属刊误，不得为林指三字之一也。

心为之乱惑，反甚其病，不可更代。

慁案：“反甚其病”四字当读作一句。盖心既为之乱惑，则所以治其病者，必多不合，故不惟不能除其病，上文云：“余欲针除其疾病。”反使其病加甚而不可更代，义本明显。王注于此简略，其读法不可知，而后人率误读“心为之乱惑反甚”为句，高世栻并读“心”字属上句，益谬。“其病不可更代”为句。原其意，似欲斡旋黄帝之治病必无反使其病加甚之理。殊不知下文云：“百姓闻之，以为残贼。”若但“病不可更代”，何至“以为残贼”乎？“以为残贼”，正为“反甚其病”故也。且正惟“反甚其病”，故欲为之“更代”，而又不可。苟第⑥“心为之乱

---

① 蚤：通“早”。《资治通鉴·周纪三》：“时尚蚤。”胡三省注：“蚤，古早字通。”

② 增设而为是说：谓增字为训。此乃训诂大忌。

③ 注意：注释的含义。

④ 浙局本：浙江官书局刻本。清同治、光绪年间，在江苏、浙江、广东、湖北等省设立官书局，刻板印书，通称局板或局本。

⑤ 异：繁体字“異”，与“黑”形近。

⑥ 第：只，只是。

惑反甚”，亦何至为“更代”之说乎？更代者，谓欲以己身更代病者之身也。王注于“更代”义亦略，而后人率解为更易时月，益误矣。鬯于此更有所感，夫以黄帝之用心如彼，上句云：“余念其痛。”而治病犹如此。今之医工辄自谓己所治病若无一不全者，是其术竟过于黄帝乎？《灵枢·邪气脏腑病形》篇云：上工十全九，中工十全七，下工十全六。① 然则，十全九已为上工矣。《周礼·医师职》② 云：“十全为上，十失一次之，十失二次之，十失三次之，十失四为下。”盖十全殊难得也。

土得木而达。

鬯案：此“达”字盖当主本义为说。《说文·辵部》云：“达，行不相遇也。”“行不相遇”为“达”字本义，则“达”之本义竟是不通之谓。凡作通达义者，却以反义为训。书传用“达”字多用反义，惟此“达”字为得本义耳。土得木者，木克土也。土受木克而曰达，非“行不相遇”之意乎？王注乃于此“达”字亦训“通”，疏③矣。上文云：“木得金而伐，火得水而灭。”下文云：“金得火而缺，水得土而绝。”“达”字与“伐”“灭”“缺”“绝”等字同一韵，义亦一类。苟为通达之义，不且大相剌谬④乎。张志聪《集注》云：“木得金则伐，火得水则灭，金得火则缺，水得土则绝，此所胜之气而为贼害也。土得木而达，此得所胜之气而为制化也。”高世栻《直解》云：“金能制木，故木得金而伐。水能制火，故火得水而灭。木能制土，始焉木王，既

---

① 上工十全九……十全六：赵本作：“能参合而行之者，可以为上工，上工十全九；行二者，为中工，中工十全七；行一者，为下工，下工十全六。”

② 周礼医师职：即《周礼·天官·医师》。

③ 疏：疏忽。

④ 剌（là 蜡）谬：悖谬。亦作“剌缪”。

则木之子火亦王。火王生土，故土得木而达。火能制金，故金得火而缺。土能制水，故水得土而绝。”皆不明“达”字之义，而曲说支离矣。“行不相遇”与“伐”“灭”“缺”“绝”正一律也。朱骏声《说文通训》① 谓：“惟《书·顾命》‘用克达殷集大命’，似当训‘绝’。《礼·内则》左右‘达’为‘夹室’，所以相隔。《吴语》②‘寡人其达王于甬句东’，与不相遇义近。”鬯意窃不敢漫和③。《说文》家竟未有援及此文以证彼者，而《素问》家亦无引《说文》本义以释此“达”字。甚矣！读书之难于贯澈④也。

从见其飞，不知其谁。

鬯案：“从”⑤ 字盖“徒”字形近之误。徒见其飞，故曰“不知其谁”也。“不知”与“徒见”，意义针合⑥。“徒”误为“从”，便失旨矣。王注云：“如从空中见飞鸟之往来。”以“如从”解“从”，谬甚。

八正神明论

则人血淖液而卫气浮。

鬯案：“淖”盖当作“淖”，“淖”“淖”形近而误。“淖”即《阴阳别论》“淖则刚柔不和”之“淖”字。《释音》云：“淖同潮。”是也。彼王注云：“血淖者，阳常胜。”“血淖”二

---

① 朱骏声说文通训：朱骏声，字丰芑，号允倩，江苏吴县人。清代文字训诂学家。《说文通训》，即其所撰《说文通训定声》，凡十八卷，是一部按古韵部研究《说文解字》的书。

② 吴语：指《国语·吴语》。

③ 漫和：随意附和。

④ 贯澈：贯通。

⑤ 从：繁体作“從”，与“徒”形近。

⑥ 针合：相符合。

字即可证。此云“卫气浮”，下文云：“故血易泻，气易行。”是即阳胜之谓矣。王于此无注，而其字作“淖”。张志聪《集注》云：“淖，和也。”殆误矣。《离合真邪论》《经络论》及《灵枢·脏腑病形》① 篇、《决气》篇、《行针》篇并出“淖泽”字，疑彼“淖”字皆“滜”字之误。抑“液”或当读“汐”，液谐夜声，夜即从夕，亦省声，而夕声亦同部可谐。《说文》无“汐”字，故借“液”为之。淖液者，即潮汐也。如《五脏生成篇》言“四肢八溪之朝夕也”，彼“朝夕”即“潮汐”，前人已言之。此借“液”为“汐”，犹彼借“夕”为“汐”矣。《移精变气论》“虚邪朝夕”，或亦当读“潮汐”。

入则伤五脏，工候救之，弗能伤也。

樾案：此古文倒装法，若云“工候救之，弗能伤也，入则伤五脏”。“工候救之”承上文“两虚相感，其气至骨”而言。盖其气至骨之时，工犹可以候救。救者，即救使勿入伤五脏也，入则伤五脏。至于伤五脏，工亦弗能救矣。故下文云：“天忌不可不知也。”“入则伤五脏”句倒在“工候”之上，则意义似艰奥。于是或疑“弗能伤”之“伤”字，如《左·成十年传》“公梦疾为二竖子，曰：‘彼良医也，惧伤我’”之“伤”，谓医伤病，非谓病伤人。则“伤”字如“治”字之义，究不若依古文倒装法为允，否则直②错误耳。

离合真邪论

不知三部者，阴阳不别，天地不分。

樾案：此十三字错简也，当在下文“以定三部”之下，

① 灵枢·脏腑病形：即《灵枢·邪气脏腑病形》。
② 直：真。

"故曰刺不知三部"之上。其文云"地以候地，天以候天，人以候人，调之中府，以定三部。不知三部者，阴阳不别，天地不分，故曰刺不知三部九候病脉之处"云云，"不知三部"者，即承"以定三部"而言。"故曰刺三部"① 即承此"不知三部者"而言，其文甚明。此十三字错在前，则语意隔绝不可通矣。张志聪《集注》、高世栻《直解》乃以"地以候地，天以候天，人以候人"三句为亦承此"不知三部者"言，实谬甚。夫"地以候地，天以候天"，是明明分天地矣。既以不分天地者为不知三部，何又以分者为不知三部乎？且《三部九候论》云："下部之天以候肝，地以候肾，人以候脾胃之气。"中部"天以候肺，地以候胸中之气，人以候心"。上部"天以候头角之气，地以候口齿之气，人以候耳目之气"。所谓"地以候地，天以候天，人以候人"者，即此是也，安得谓"不知三部者"乎？抑必以"地以候地"三句为承"不知三部者"言，而"调之中府，以定三部"二句仍与"地以候地"三句不可接合。故不以此十三字为错简在前，直须②合下三句③都二十五字为错简矣。

通评虚实论

脉虚者，不象阴也。

铧案："阴"下疑脱"阳"字。"阳"与上文"常"字、"恒"字为韵，脱"阳"字，则失韵矣。且脉不能有阴无阳，脉虚而第谓"不象阴"，亦太偏举矣。王注谓："不象太阴之

---

① 故曰刺三部：据前文义应为"故曰刺不知三部"。
② 直须：应，应当。
③ 下三句：指下文"地以候地，天以候天，人以候人"三句。

候。气口者，脉之要会，手太阴之动。"[①] 张啸山先生校已讥其望文。先生疑"不象阴"有误，鬯则以为有脱而非误。《素问》有《阴阳应象论[②]篇》，然则，"不象阴阳"者，谓阴阳失其所应象耳。［批］《太阴阳明[③]》另是一篇，因前篇字数末行到底，不便分明，故加标记"∟"以便分明。将来付印排版，倘前篇末行字数不到底，即不必加标记。此应注意。

太阴阳明论

则身热不时卧，上为喘呼。

鬯案：此"时"字疑误，或当作"得"。"得"与"时"形近，故误"得"为"时"。"不得卧"，始为病。若"不时卧"，今之养病者有之，非所谓病也。且既云"身热"，又"上为喘呼"，则其病正合"不得卧"，岂尚能"不时卧"乎？王无注。后人或解"不时卧"为不能以时卧，其义则近矣。然不能以时卧，不当但云"不时卧"。凡言"不时"，如《气交变大论》云"则不时有埃昏大雨之复"，"则不时有和风生发之应"，"则不时有飘荡振拉之复"[④]；《至真要大论》云"便溲不时"，皆不以时而有之之义，非不能以时有之义。《缪刺论》云："其不时闻者，不可刺也。"王注云："不时闻者，络气已绝，故不可刺。"吴崐注云："绝无所闻者为实，不时闻者为虚。虚而刺之，是重虚也，故在禁。"案：两说相反，吴解"不时"之义为合。至如《上古天真

---

① 不象太阴之候……手太阴之动：原句为："不象太阴之候也。何以言之？气口者，脉之要会，手太阴之动也。"

② 论：顾本此前有"大"字。

③ 太阴阳明：顾本作"太阴阳明论"。

④ 则不时有飘荡振拉之复：原作"则不时有飘落振拉之气"，据顾本改。

论》云："不时御神。"则实"不解"之误，见林《校正》引别本①。盖"不解"，犹彼上文言"不知"也。误作"不时"，无义。故知此"时"字实"得"字之误也。《热论》云：故身热不得卧也②。《刺热》篇云：热争则不得安卧③。《逆调论》云："有不得卧不能行而喘者，有不得卧卧而喘者。"皆足以证此矣。其"不得卧"三字，在他篇犹屡见。

刺热篇

荣未交。

鬯案："荣未交"似当从林《校正》据《甲乙经》《太素》作"荣未夭"为是。上文云："太阳之脉，色荣颧骨，热病也。""荣"即承"色荣"言，是"荣"即"色"矣。"荣未夭"即"色未夭"也。《玉机真脏论》云："色夭不泽，谓之难已。"然则，色夭者难已，色未夭者不至难已也。故下文云："曰今且得汗，待时而已。""夭"误为"交"，实无义。抑在古音，"夭""交"同部，或读"交"为"夭"，亦无不可。而王注"言色虽明盛，但阴阳之气不交错"则据《评热病论》"阴阳交"为说。然彼明言"阴阳"，此止言"荣"，似未可据彼说此也。至谓"交者，次如下句"。案：下句云："与厥阴脉争见者，死④不过三日。"是言"争"，不言"交"。"交"与"争"，义相似而实相反也。后人立说更未得确。故不如从作"夭"之

① 林校正引别本：林亿《新校正》云："按别本'时'作'解'。"

② 故身热不得卧也：顾本作"故身热目疼而鼻干，不得卧也"。

③ 热争则不得安卧：顾本作"热争则狂言及惊，胁满痛，手足躁，不得安卧"。

④ 死：顾本"死"字下有"期"字。

义可解。林校又云："下文'荣未交'亦作'夭'。"是《甲乙》《太素》两处皆"夭"字，可据也。

评热病论

谷生于精。

鬯案：此"于"字但作语辞[1]，与上句"于"字不同。上句云："人所以汗出者，皆生于谷。"谓谷生汗也。此言"谷生于精"，非谓精生谷也。故王注云："言谷气化为精，精气胜乃为汗。"然则，止是谷生精耳。谷生精，而云"谷生于精"，则"于"字非语辞而何？此犹《灵兰秘典论》云："恍惚之数生于毫厘，毫厘之数起于度量。"亦止是"恍惚之数生毫厘，毫厘之数起度量"耳。是《素问》中固有用此"于"字一法。顾观光校彼两"于"字亦以为止是语辞，引《谷梁·文六年传》"闰月者，附月之余日也，积分而成于月者也"为证，而于此无校，故特为一补。又案：细玩王注言"谷气化为精"，似以"为"字代"于"字，王引之《经传释词》[2]却有"于，犹为也"一释，顾氏所引《谷梁·文六年传》一条亦引在内。然则，"谷生于精"者，谓谷生为精；"恍惚之数生于毫厘，毫厘之数起于度量"者，谓"恍惚之数生为毫厘，毫厘之数起为度量"，亦未始非一解。然如《逆调论》云："肾者，水也，而生于骨。"彼虽解作"生为骨"亦可通，而《甲乙经·阴受病发痹》篇作"肾者，水也，而主骨"，无"于"字，则"于"但作语辞明

---

① 语辞：即语助词。

② 王引之经传释词：王引之（1766—1834），字伯申，号曼卿，江苏高邮人，清代朴学家。其父念孙、祖安国，皆以治名物训诂著称。《经传释词》是其所著一部解释经传古籍中虚词的专著。

矣。又如《战国·燕策》云：“夫制于燕者，苏子也。”彼“于”字却不可解作“为”。鲍彪注[①]云：“言其制燕。”则又明是语辞矣。就王释所引各条，《谷梁传》之外并作“为”字解者，其实即作语辞解，亦皆无害也。

使人强上冥视。

邕案：“强上”无义，“上”疑“工”字之误，“工”盖“项”字之借。项谐工声，故借工为项。强工者，强项也。王注云“故使人头项强而视不明也”即其证矣。后人就[②]误本上字生说[③]者俱非。

逆调论

人身非常温也，非常热也。

邕案：“常”本“裳”字。《说文·巾部》云：“常，下裙也。”或体作“裳”。是“常”“裳”一字。书传多以“常”为恒常义，而下裙之义乃习用“裳”，鲜作“常”，致王注于此误谓“异于常候，故曰非常”。而不知下文云：“人身非衣寒也。”以彼“衣寒”例此“常温”“常热”，则其即“裳温”“裳热”明矣。裳，犹衣也。《诗·斯干》篇郑笺云：“裳，昼日衣也。”《小戴曲礼记》[④]孔义[⑤]云：“衣，谓裳也。”是“裳”“衣”本可通称。“裳温”“裳热”，犹“衣温”“衣热”也。此言“裳”，下文言“衣”，变文耳。

---

① 鲍彪注：指宋代鲍彪《战国策》注。

② 就：从。

③ 生说：产生解释。

④ 小戴曲礼记：即《小戴礼记·曲礼》。小戴，指西汉礼学家戴圣，其所选编的《礼记》四十九篇本被称作《小戴礼记》。

⑤ 孔义：指唐代孔颖达《礼记正义》。

人有四肢热，逢风寒如炙如火者，何也?

഼案：“寒”字当衍。下文云“逢风而如炙如火者”，无“寒”字，可证。且云：“四肢者，阳也，两阳相得。”惟止言风，故四肢阳，风亦阳，是为两阳。若寒，则杂阴矣。《疟论》云“夫寒者，阴气也；风者，阳气也”是也。或依下文，谓“寒”字即“而”字之误，亦未可知。

疟论

因遇夏气凄沧之水寒。

഼案：此“水”字为“小”字之误，无疑。不特林《校正》引《甲乙经》《太素》作“小寒迫之”可证。“迫之”二字或不必依补，而“水寒”之作“小寒”，则如《气交变大论》王注云：“凄沧，薄寒也。”薄寒即小寒。以“薄寒”释“凄沧”，正本此“凄沧之小寒”立说。又《五常政大论》注云：“凄沧，大凉也。”大凉亦即小寒之义。盖在寒犹为小，在凉已为大矣。然则，王本于此亦作“小寒”而不作“水寒”，可据订正。

刺疟论

二刺则知。

഼案：“知”当训“愈”。《方言·陈楚》篇云：“知，愈也。南楚病愈者或谓之知。”知，通语也，或谓之“慧”。然谓愈为“知”，犹《脏气法时论》谓愈为“慧”，说见前。皆南楚之言也。上文云“一刺则衰”，谓疟衰也。下文云“三刺则已”，谓疟已也。则愈者，谓疟愈也。愈在衰、已之间，则愈于疟衰而疟犹未能已之谓也。故“知”与“已”有别。“知”之于“已”，亦犹《脏气论》[1]“慧”之于“静”。彼“慧”之于“静”，即彼上文“愈”之于“起”。起之言已也。王于此无注，不免疏略。而如张志聪《集注》云：“一刺则病衰，二刺则知，三刺则病已。上古以小便利、腹中和为知。”“以小便利、腹中和为知”，未详何本[2]。但即其注“衰”曰“病衰”，“已”曰“病已”，而“知”不曰“病知”，盖其义实不便于“知”上亦加“病”字，则不如训“知”为“愈”，即不妨曰“病知”，“病知”即“病愈”也。要三句并指疟言，“病”字不可唐突[3]没却[4]。《腹中论》云：“一剂知，二剂已。”“知”字放此。《腹中论》上文云：“名曰鼓胀，治之以鸡矢醴。”王注云：“古《本草》鸡矢并不治鼓胀，惟大利小便。”张《集注》或即因此附会。《腹中论》吴崑注云：“知，效之半也。已，效之全也。”意殊得之，语出杜撰。

举痛论

善言人者必有厌于己。

慁案：“厌”当训“合”。《说文·厂部》云：“厌，一曰合也。”《国语·周语》韦解亦云：“厌，合也。”玄[5]应《大方等大集经音义》[6]引《仓颉》篇云：“伏合人心曰厌。”然则，“善言人者必有厌于己”，犹上文“善言古者必有合于今”，“厌”与“合”同一义也。王注云：“静虑于己，亦与彼同。”似训“厌”

---

① 脏气论：即《脏气法时论》。

② 何本：依据的是什么。本，依据。

③ 唐突：此有“没道理”、“没理由”之义。

④ 没（mò末）却：去掉，漏掉。没，埋没；却，除去。

⑤ 玄：原作“元”，乃避清康熙帝讳改字。

⑥ 大方等大集经音义：唐代大慈恩寺佛门学者释玄应解释佛经《大方等大集经》音义之书。

为“同”，同亦合也。而诂语不著，故后人多训为“足”。此不如训“合”之善矣。又，“厌”字与上文“验”字叶韵，“验”“厌”与“合”字转韵亦可叶，是为叶韵在句中之例。

腹中论

先唾血。

慁案：此“先”字当因上文[1]“先”字而衍。

风论

或为风也。

慁案：“或”字当涉上文诸“或为”字而误，盖本作“同”，故下文云：“其病各异，其名不同。”“同”误为“或”，则句不成义。

然致有风气也。

慁案：“有”字吴崐本作“自”字。吴本诸所改易，注中皆出僭易[2]字，此不注，则其所据本原作“自”字也，当从之。上文云“无常方”，故作转语云“然致自风气也”。言虽无常方，然其致病则仍由风气耳。“自”误为“有”，则义不可解。林《校正》引全元起本及《甲乙经》，“致”字作“故攻”。奚方壶校云：“林校‘攻’字衍。”案：今《甲乙经·阳受病发风》篇无“攻”字，则“攻”字为衍，信。但作“然故有风气也”，仍不可解。窃疑全本及《甲乙经》亦作“然故自风气也”。“故自风气”与“致自风气”，惟“故”“致”义略别，

---

① 上文：指“病至则先闻腥臊臭”句。

② 僭（jiàn 见）易：常用作谦词，指越分改动。此处无谦义，意为改动。

要大旨一也。

痹论

经络时疏，故不通。

഑案：“通”即读为“痛”。“痛”“通”并谐甬声，故得假借。《甲乙经·阴受病发痹》篇作“痛”，正字也。此作“通”，假字①也。不省“通”为假字，则既言“疏”，又言“不通”，义反背矣。而或遂以“通”为误字，则不然，故不烦②改“通”为“痛”。《素问》假字于此最显，注家多不明其例，盖医工能习六书③甚少也。

凡痹之类，逢寒则虫。

഑案：“虫”当读为“痋”。痋谐虫省声，故可通借。《说文·疒部》云：“痋，动病也。”字又作“疼”，即上文云“其留连筋骨者④疼久”。《释名·释疾病》云：“疼痹，痹气疼疼然烦也。”依吴志忠校本⑤。然则，逢寒则痋，正疼疼然烦，所谓疼痹矣。段玉裁《疒部》注以释疾病之“疼疼”，即《诗·云汉》篇之“虫虫”，则又“虫”“痋”通借之一证。抑玄应《成实论音义》引《说文》“动病”作“动痛”。上文云：“寒气胜者为痛痹。”又云：“痛者寒气多也，有寒故痛也。”然则，“逢寒则痋”解作“逢寒则痛”，亦一义矣。要因痛，故疼疼然烦，两义初不背也。动痛本合两义为一。王注云：“虫，谓皮中如虫

① 假字：即借字。

② 不烦：无须烦劳。

③ 六书：古代分析汉字而归纳出的六种通例，即象形、指事、会意、形声、转注、假借。

④ 者：顾本“者”字前有“间”字。

⑤ 吴志忠校本：指《释名》清代吴志忠校本。

行。”望文生义，不足为训。《甲乙经·阴受病发痹》篇作“逢寒则急”，当属后人所改。下句云：“逢热则纵。”“虫”与“纵”为韵，改作“急”，则失韵矣。[批]《痿论》另是一篇，因前篇末行字数到底，不便分明，故加标记“∟”以便分明。倘将来付印排版，前篇末行不到底，即不用标记。此应注意。

痿论

枢折挈。

鬯案：“挈”上疑脱“不”字，故王注云：“膝腕枢纽如折去而不相提挈。”是王本明作“不挈”。若止言“挈”，何云“不相提挈”乎？且“枢折挈“三字本不成义。《甲乙经·热在五脏发痿》篇“挈”作“瘈”。

宗筋弛纵。

鬯案：“宗”当训“众”。《广雅·释诂》云：“宗，众也。“《周书·程典》：“商王用宗谗。”孔晁解①亦云：“宗，众也。”“宗筋”，犹“宗谗”矣。宗谗为众谗，则宗筋为众筋。故下文云：“阴阳总宗筋之会。”又，《厥论》云：“前阴者，宗筋之所聚。”曰“会”，曰“聚”，则“宗”之训“众”明矣。《厥论》“宗”字，《甲乙经·阴衰发热厥》篇正作“众”，尤为明据。

厥论

鬯案：厥本有二：有脚气之厥，有气逆上之厥。王注云：“厥，谓气逆上也。”世谬传为脚气，《广饰方》论焉。要两说皆可存。《广饰方》今不传，不知其论云何。第就篇中言之，其

① 孔晁解：指晋代孔晁为《周书》所作注解。

云“热厥之为热也，必起于足下”，“寒厥之为寒也，必从五指而上于膝”，非明明指脚气乎？其云“厥或令人腹满，或令人暴不知人，或至半日远至一日乃知人者”，非明明指气逆上乎？故即《素问》他篇诸言厥，亦当分别观之。《五脏生成篇》云：“凝于足者为厥。”是脚气之厥也。《调经论》云：“厥则暴死，气复反则生。”是气逆上之厥也。然则，此《厥论》之厥，一字实赅二义。世传脚气，原为偏说，而不可为谬。王氏谬之，而专主“气逆上”之说，亦为偏也。

病能论

故人不能悬其病也。

邕案：“悬”盖读为“矊”字，或作“矈”。故《说文·目部》训“矈”为“卢童子”。而《方言·钞嫽》篇云：“黸瞳之子谓之矊。”“黸瞳子”即“卢童子”，明“矊”即“矈”字。《楚辞·招魂》云：“靡颜腻理，遗视矊些。”《文选·江赋》李注云：“矊眇，远视貌。”然则，“人不能矊其病”，当谓其病止自知而人不能见之之意。上文言“卧而有所不安”，卧而有所不安，信[1]惟自知而人不能见其病也。王注云：“故人不能悬其病处于空中也。”臆说无当。

不然病主安在。

邕案：“然”盖读为“嘫[2]”。《说文·人部》云：“嘫，意臇[3]也。”“意臇”疑是以意揣度之谓。“不嘫病主安在”，不敢以意揣度，故为问也。王误以“不然”二字属上读，注云：“不然，

---

① 信：确实。

② 嘫（rǎn 染）：意志脆弱。

③ 意臇：意志脆弱。臇，同“脆”，脆弱。

言不沉也。”则必非矣。“然”从无“沉”字之训。如谓因上文[①]“沉”字，故承之曰“不然”，语尤无理。后人强解，更无足道。《甲乙经》作“不知病主安在”，意义固甚明矣。正以意义甚明，何至误“知”为“然”？故彼“知”字当为浅人所改。

脉解篇

正月太阳寅，寅，太阳也。

僴案：上“太阳”二字疑即涉下衍。“正月寅，寅，太阳也。”“太阳”正申释“寅”义。今有两“太阳”，则复叠无理矣。

阳未得自次也。

僴案：“次”当读为“恣”，“恣”谐“次”声，例得假借。《说文·心部》云：“恣，纵也。”阳未得自恣者，阳未得自纵也。王注云：“次，谓立王之次。”望文臆说。

则为瘖俳。

僴案：此“俳”字顾观光校及张志聪《集注》并读“痱”，义固可通，然窃疑王本此“俳”字实作“跸[②]”，故注云：“俳，废也。”又云：“舌瘖足废。”曰“足废”，明释从足之“跸”字矣。不然，何不如后之说者曰“四肢废”邪？是知王本实作“跸”，其注文亦本出“跸”，不烦改读为“痱”。

刺志论

邪在胃及与肺也。

僴案：“及与”二字同义，盖古人自有复语耳。故《调经

① 上文：指“诊右脉沉而紧”句。

② 跸（fèi 废）：同“剕”，古代断足的刑罚。《尔雅·释言》：“跸，刖也。”郭璞注：“断足。”

论》云："燔针劫刺其下及与急者。"亦以"及与"连文。吴崐本删去"与"字，未必当也。

经络论

皆亦应其经脉之色也。

㮾案："亦"字疑衍。

气穴论

肋肘不得伸。

㮾案："肋"字当涉上文"筋"字误衍。上下文各四字句，不应此独多一字。

调经论

而此成形。

㮾案："此成"二字盖倒。此者，此五脏也。成此形，成五脏之形也，与下文"身形"别。"身形"下"五脏"二字涉下而衍，高世栻《直解》已订删。

神不足则悲。

㮾案：此"悲"字必以作"忧"为是。王注云："悲一作忧，误也。"则以不误为误矣。然固明有作"忧"之一本也。林《校正》引《甲乙经》及《太素》并全元起注本，亦并作"忧"。上文云："神有余则笑不休。""忧"与"休"叶韵。若作"悲"，则失韵矣。盖"忧"字古作"惪"，"惪"与"悲"亦形相似而误也。

内针，其脉中，久留而视。

㮾案："内针"二字当句。"其脉中"对下文"脉大"而言。脉不大，故曰中。《汉书·律历志》颜注所谓“中，不大不小也”。其脉中而不大，则不可即出针，故云“久留而视”。其脉大而过中，针又不可留，故下文云“脉大，疾出其针”也。王无注，近世读者辄不察“脉中”与“脉大”对文，而以“内针其脉中”作五字句，则合云内针“于”脉中，不当云“其”矣。又案：此云“久留而视”，上文云“出针视之”，“视”者究何视？窃谓视病人之目也，即《针解》所云“欲瞻病人目，制其神，令气易行”是也。若为视其针，则两“视”字并闲文矣。

不足则四肢不用。

𢈪案：“用”读为“勇”。

四时刺逆从论

不足病生热痹。

𢈪案：依王注，则“生”字为衍。吴崑注本无“生”字。

滑则病狐疝风。

𢈪案：下文诸言某“风疝”，则此“疝风”二字盖倒。

夏刺经脉，血气乃竭，令人解㑊。

𢈪案：“解㑊”即“解惰”之义。此言“夏刺经脉，血气乃竭，令人解㑊”，犹《诊要经终论》言“夏刺春分，病不愈，令人解墯”。“墯”即“惰”字之借，是其明证。而彼林《校正》引此文，亦作“令人解堕”。则一若林所据本此文原作“解堕”，不作“解㑊”者，则窃又不然。此文原作“㑊”，不作“堕”。彼引当顺彼文，因作“堕”。“堕”“墯”，同字也。新会李氏刻宋本《诊要论》①亦作“堕”。或传写误耳。何以明之？

① 诊要论：即《诊要经终论》。

此王注云："解㿉，谓寒不寒，热不热，壮不壮，弱不弱。"即本《刺疟》篇云："少①阳之疟，令人身体解㿉，寒不甚，热不甚。"则明此本作"解㿉"矣。特彼既言"身体解㿉"，又言"寒不甚，热不甚"，则是分指两事言之，非以"寒不甚，热不甚"申"解㿉"之义。王于彼文误解，并又误解此文，则正赖此文有《诊要论》之一证矣。要此"解㿉"自作"解㿉"，不作"解墯"，而"解㿉"即"解惰"之义，无以易也。《刺要论》云："胻酸，体解㿉然不去。"②非即"解惰"之义显据乎？然彼王注亦同此误解也。《刺疟》篇止云"寒不甚，热不甚"，王注又增"壮不壮，弱不弱"，则实因《刺要论》之"解㿉"而妄造之也。故彼注云："解㑊谓强不强，弱不弱，热不热，寒不寒。"盖止"热不热，寒不寒"，不足以释彼之"解㑊"。此又足征③"解㑊"之义本不尔④也。至近工以暑日发沙病为解㑊，误始江瓘《名医类案》⑤。今重订本已改彼"解㑊"作"沙"，虽失江书之旧，然所改固未可非也。书中又附载杭世骏⑥与魏玉横⑦《论"解㑊"书》一篇，甚详谛⑧。

---

① 少：顾本"少"字前有"足"字。

② 胻酸……不去：顾本作"髓伤则销铄胻酸，体解㿉然不去矣"。

③ 征：证明。

④ 尔：这样，如此。

⑤ 名医类案：为明代医家江瓘及其子江应元、江应宿编集的明代以前著名医家临床经验的总结，是我国第一部中医全科医案专著。

⑥ 杭世骏：（1695—1772），字大宗，号堇浦，清浙江仁和（今杭州）人。博览群书，工诗文。长于史学及小学，曾校勘武英殿《十三经》《二十四史》。著有《道古堂诗文集》《石经考异》等。

⑦ 魏玉横：魏之琇（1722—1772），字玉横，号柳洲，浙江杭州人。清代医家。著有《续名医类案》《柳洲医话》等。

⑧ 详谛（dì 第）：周详仔细。谛，仔细。

五运行大论

然所合数之可得者也。

慁案："然"与"是"本同义。《小戴曲礼记》郑注云："然，犹是也。"此"然"字承上句"人中之阴阳"言，若云"是所合数之可得者也"，与他处"然"字作转语者不同。《六元正纪大论》云："然调其气。"彼承上文"达之""发之""夺之""泄之""折之"而言，亦当谓"是调其气"也，可以比证①。王注用"然"字亦有同"是"字者。《五常政大论》注云："物既有之，人亦如然。""如然"即"如是"也。"然"之即"是"本属恒语②，惟此两经一注之"然"字为世罕用者耳。

风胜则地动。

慁案：此言地动因风力之胜使然，既非地震，亦非今西人地动之说。盖海中飓风暴至，即今所谓风潮者。吾乡岁或③遇此厄。方极盛时，地固为之撼动，人颇觉之，特不细察，则专归之风力吹人而已。所谓"风胜则地动"，指此动也。若地震则由电力，不由风力。至于今西人谓地动是自然之动，《易·豫卦彖传》所云"天地以顺动"者也，更非风力之谓矣。上文云："帝曰：'地之为下否乎？'岐伯曰：'地为人之下，太虚之中者也。'帝曰：'凭乎？'岐伯曰：'大气举之也。'"是《素问》

---

① 比证：比照印证。

② 恒语：常语。

③ 岁或：有的年份。

固早持今世地球之说者。或云，疑古宣夜说①。地球在大气中，既无凭藉，风力所胜，岂能无动？故其言“地动”者必指是矣。

气交变大论

反，胁痛。②

䛬案：反，亦病名也，即《至真要大论》所谓“诸转反戾”是也。彼王注云：“反戾，筋转也。”盖筋转谓之反戾，亦单曰反。“反，胁痛”者，反戾与胁痛，即筋转与胁痛，二病也。注家多误作一病解，则“反胁”二字不可通。王注又倒作“胁反”，“胁反”二字亦仍不可通。下文云：“病反，谵妄。”谓病筋转与谵妄也。又云：“反，下甚。”谓筋转与下甚也。又云：“病反，暴痛。”谓病筋转与暴痛也。又云：“病反，腹满。”谓病筋转与腹满也。不知“反”之为病名而连下读之，诸文悉不可通矣。

其主苍早。

䛬案：“早”当读为“皁”。《周礼·大司徒职》③：“其植物宜早物。”陆释云“早音皁④，本或作皁”是其证矣。彼郑注引司农⑤云：“早物，柞栗之属，今世间谓柞实为早斗。”早斗即皁斗也。依《说文》作“草斗”。《草部》云：“草，草斗，栎实也。”“草”即“皁”之正字。自“草”字为“草木”之

---

① 宣夜说：我国古代一种天体学说。认为众星自由地漂浮在无边的虚空之中，气体构成无限的宇宙。见《晋书·天文志》。《书·舜典》：“在璿玑玉衡，以齐七政。”唐·孔颖达疏引虞喜云：“宣，明也；夜，幽也。幽明之数，其术兼之，故曰宣夜。”

② 反胁痛：顾本作“反胁痛而吐甚”。

③ 周礼·大司徒职：即《周礼·地官·大司徒》。

④ 皁（zào 造）：草斗的简称，即栎实。其壳煮汁，可以染黑。

⑤ 司农：即郑司农。详见前。

义所夺，故“草斗”之“草”作为“皁”。苍早者，苍色之皁，正即《大司徒职》之“早物”也。王注乃云：“苍色之物，又早凋落。”其说必谬。早凋落岂得不言凋落，而但曰早？但曰早，何以知其为早凋落乎？或说据《广雅·释器》云：“皁，黑也。”又云：“缁谓之皁。”缁亦黑也。《说文》徐铉[①]校云：“栎实可以染帛为黑色。”则因其染黑，故引申之义即为黑。此“皁”与“苍”连文，宜从黑义。苍皁即苍黑，似尚可备一通。然以下文“其主黅[②]谷”证之，亦殆不然也。黅谷者，黅色之谷。黅色之谷与苍色之皁可俪[③]，以苍皁作苍黑义，句法背例矣。且曰其主苍黑，而不指其物，则其所主苍黑者，果何物也？

民病寒疾，于下甚则腹满浮肿。

毖案：此盖当读“民病寒疾”为句，“于下甚则腹满浮肿”为句。自来读“民病寒疾于下”为句，似未然也。“民病寒疾”，句义甚明。“民病寒疾于下”，“于下”二字实不成义。“甚则”云云，虽上文多有此例，然“下甚”二字连文，上文亦凡两见：云“息鸣，下甚”；云“肠鸣，反，下甚”。

五常政大论

其病摇动注怒。

毖案：“注”字无义，疑“狂”字形近之误。

其德柔润重淳。

毖案：“淳”，疑“滜”字形近之误。《史记·天官书》云：

---

① 徐铉：(916—991)，五代宋初文学家、书法家。字鼎臣，广陵（今江苏扬州）人。曾受诏与句中正等校定《说文解字》。

② 黅（jīn 金）：黄色。

③ 俪（lì 丽）：对仗。

"其色大圆黄滜。"

裴骃《集解》云："音泽。"故《六元正纪大论》此文两见，俱作"其化柔润重泽"，是其明证。盖"滜"实即"泽"之殊文，故《说文》《玉篇》《集韵》诸字书并有"泽"无"滜"。至洪武《正韵》[1]始出"滜"字，然其字已见《天官书》[2]，又见《历书》[3]云"秭规先滜"，则不可谓非古有也。《历书》借"滜"为"皋"，而彼文在《大戴诰志记》[4]作"瑞雉"，无释，故司马贞《索隐》解为"子规鸟春气发动，则先出野泽而鸣"。特著"野泽"二字，似小司马[5]意亦欲以彼"滜"为"泽"也。

火行子槁。

㽞案："子"字无义，王无注。吴崑注云："槁，土干也。"然子属水，不属土。且上文已言"土乃暑"，亦不必复举。若竟作水解，下文又云"流水不冰"，亦复，且义反也。或改"子"为"于"，火行于槁，亦不可通。且《素问》宋本"于"字多作"於"，则不应误为"子"字矣。尝偶举以问潘甥和鼎，字味盐，诸生。答云：此必"干"字之误，"干"读为"旱"，旱槁即成义。或读为"乾"，乾槁亦成义也。窃谓此说同一改字，颇

---

① 正韵：是明太祖洪武八年（1375）乐韶凤、宋濂等11人奉诏编撰的一部官方韵书，共十六卷。因不合当时的"中原雅音"，在明代并未通行，后世也很少引用。

② 天官书：即《史记·天官书》。

③ 历书：即《史记·历书》。

④ 大戴诰志记：即《大戴礼记·诰志》。大戴，指西汉礼学家戴德，其所选编的《礼记》八十五篇本被称作《大戴礼记》。

⑤ 小司马：司马贞，字子正，唐河内（今沁阳）人。唐代著名的史学家，著《史记索隐》三十卷，世号"小司马"。

较改“于”为胜。《小戴·月令》记①云：“大火为旱。”即火行旱槁之义矣。《庄子·田子方》篇陆释云：“干本作乾。”欧阳询《艺文类聚②·旱类》引《洪范五行传》云：“旱之为言乾，万物伤而乾不得水也。”则读“干”为“乾”，即读“干”为“旱”矣。又，或曰“子”乃“芓”字之借。《说文·草部》云：“芓，麻母也。”字亦作“荸”。《尔雅·释草》云：“荸，麻母。”谓麻母枯槁，故曰芓槁。此虽不改字，然义转不逮③，姑两存之。

介虫不成。

𠁁案：此“介虫”盖本作“鳞虫”。上文既言“介虫静”，则不当复言“介虫不成”，此“介”之为误字固甚明矣。且“介虫不成”上文属厥阴司天，此则阳明司天，亦未合复叠也。以上文推之，曰介虫不成，曰毛虫不成，曰羽虫不成，曰倮虫不成，所未言者，鳞虫不成耳，则此“介虫”为“鳞虫”之误可知。又况凡言不成者，其在泉皆不举。如厥阴司天，介虫不成，在泉言毛虫、倮虫、羽虫，而不举介虫；少阴司天，毛虫不成，在泉言羽虫、介虫，而不举毛虫；太阴司天，羽虫不成，在泉言倮虫、鳞虫，而不举羽虫；少阳司天，倮虫不成，在泉言羽虫、介虫、毛虫，而不举倮虫。则此下文在泉言介虫、毛虫、羽虫，而不举鳞虫，于“鳞虫不成”，亦为合例。若作“介虫不成”，又失例矣。

---

① 小戴月令记：即《小戴礼记·月令》。

② 艺文类聚：是唐高祖李渊下令编修，给事中欧阳询主编的类书。共一百卷，分为四十六部，子目七百二十七条，以事类居前，诗文附后，在古代类书中体例最为完备。所引古籍约一千四百三十一种，其中十分之九已亡佚，皆赖此书以存。

③ 逮：及。

六元正纪大论

民乃厉。

僴案："厉"，盖读为"赖"，古"赖""厉"多通。《史记·豫让传》司马贞《索隐》云："厉赖声相近。"《汉书·地理志》颜注云"厉读曰赖"是也。赖之言懒也。《说文·女部》云："懒，懈也，怠也。"上文云："气乃大温，草乃早荣。"是春气方交，故人意多懒，此验之于身而可知，故曰"民乃懒"。若依"厉"字义说，则如高世栻《直解》云："厉，亢厉也。"殆不确矣。《孟子·告子》篇云："富岁子弟多赖。"亦谓子弟多懒也。

田牧土驹。

僴案：田土本以生五谷，今因洪水漫衍，致不能生五谷，而变为兽畜之所聚居，故曰"田牧土驹"也。《孟子·滕文公》篇述尧时洪水云："禽兽繁殖，五谷不登。"二句正可举证此"田牧土驹"之义。而王注云："大水去已，似当作"已去"。石土危然，若群驹散牧于田野。凡言土者，沙石同。"其说迂曲，必不可信。

少阴所至为高明焰为曛。

僴案："焰为"二字似当乙。

有故无殒，亦无殒也。

僴案："有故"当句。"故"有"变"义。《荀子·王霸》篇杨注云："故，事变也。"《谷梁传》每"故"字与"正"字为对文[①]。正者，不变也。故者，不正也。则故即变矣。俞荫甫太史《平议》[②] 以彼传[③]文诸言“故”也，皆可训“变”是也。“有故”者，有变也。“无殒，亦无殒也”六字，文不成义，必有谬误。窃疑下“无”字本作“有”。盖治妇人重身，上文云：“毒之何如?”案：《易·师卦》陆释引马注[④]云：“毒，治也。”《庄子·人间世》篇郭注、陆释亦并云：“毒，治也。”然则，“毒之何如”者，犹上下文言“治之奈何”耳。有不死亦有死，故曰“无殒，亦有殒也”。“无殒，亦有殒”，正申明有“变”之义也。王注言：“故，谓有大坚癥瘕，痛甚不堪。”又谓：“上‘无殒’，言母必全；‘亦无殒’，言子亦不死。”俱强解难信。

至真要大论

痛留顶。

毖案：“留”字于义可疑，或当“囟”字之形误。痛囟顶，犹下文言头项、囟顶、脑户中痛也。

咳不止而白血出者死。

毖案：“而”字疑隶书“面”字之坏文。“咳不止”为句，“面白”为句，“血出者死”为句。旧以“白血”连读，则血未见有白者矣。王注云：“白血，谓咳出浅红色血。”亦明知血无

---

① 对文：训诂学上指意义相反或关联的词句相对成文。对文对于辨析词义和考订文字有一定的作用。

② 平议：指《群经平议》。

③ 彼传：指《谷梁传》。

④ 马注：指东汉经学家马融为《周易》所作注。马融（79—166），字季长，才高博洽，为世通儒。卢植、郑玄皆出其门。著《三传异同说》，注《孝经》《论语》《诗》《易》《三礼》《尚书》等书。

白色，故以浅红色假借之。然浅红究[①]亦当言红白，未当单云白也。《咳论》云：久咳不已，使人多面浮肿。[②] 盖即此病。"面浮肿"，则面必白而无血色矣。

著至教论

四时阴阳合之别星辰与日月光。

𢙢案："别"字疑当在"四时"上，"合之"二字属"星辰"读。

疑于二皇。

𢙢案："疑"当读为"拟"。林《校正》引全元起本及《太素》，正作"拟"，可证。拟于二皇，承上文"上通神农，著至教"而言，则二皇必更在神农之上，盖庖犠[③]、女娲也。司马贞《补史记·三皇本纪》以庖犠、女娲、神农为三皇，是庖犠、女娲正在神农之上。去神农而言，宜不曰三皇，而曰二皇。拟者，正谓以神农足三皇之数也。王注乃云："公欲其经法明著，公，雷公。通于神农，使后世见之，疑是二皇并行之法[④]。"则以二皇为神农、黄帝，其说迂甚。盖误解"疑"字，又以为古帝王之通医者惟有神农、黄帝耳。而不知言"著至教"，正不必泥医言也。庖犠、女娲何必无至教？况又安知其不通医哉？后人或指庖犠、神农为此二皇，更无义。

---

① 究：到底，毕竟。

② 久咳……浮肿：顾本作："久咳不已，则三焦受之，三焦咳状，咳而腹满，不欲食饮，此皆聚于胃，关于肺，使人多涕唾而面浮肿气逆也。"

③ 庖犠：即伏羲。

④ 法：王冰注原作"教"。

示从容论

别异比类，犹未能以十全。

鬯案：“别异”二字今本作“则无”，似与上文黄帝问辞“若能览观杂学，及于比类”为义合。顾观光校云：“《比类》亦古书名。”王注云：“言臣所请诵《脉经》两篇众多，别异比类例，犹未能以义而会见十全。”注文“别异”二字似亦作“则无”为顺。言无比类犹未能，况及比类乎？故下文云：“又安足以明之。”“以十全”三字盖涉上文而衍。十全指治之功效言，故上文云：“可以十全。”若此言“犹未能以义而会见十全”，则指学问而非指功效，与上文“十全”之义歧出矣。两“十全”必不容异义也。且诸言“十全”者，如《征四失论》云“皆言十全”，《方盛衰论》云“诊可十全”，《解精微论》云“未必能十全”，《灵枢·邪气脏腑论①形》篇云“上工十全九，中工十全七，下工十全六”，亦莫不指工效②也。故疑此“以十全”三字涉上衍。

公何年之长而问之少。

鬯案：“问”盖当作“闻”，涉下文“问”字而误。

疏五过论

迎浮云莫知其际。

鬯案：“际”字当依《六微旨论③》作“极”。“极”与上

---

① 论：赵本作“病”。

② 工效：即“功效”。工，通“功”。清朱骏声《说文通训定声》：“工，假借为功。”

③ 六微旨论：顾本作“六微旨大论”。

文“测”字，下文“式”字、“则”字、“副”字、“德”字为韵。若作“际”，则失韵矣。王注云：“际不守常。”殊无义。或本是“极不守常”，正未可知。林校云：“详此文与《六微旨论》文重。”又《六微旨大论》校云：“详此文与《疏五过论》文重。”两校皆言文重，不言字异，则林所见本当尚未误“极”为“际”也。朱骏声《说文通训》云：“《素问·疏五过论》叶测、极、式、则、副、德。”则朱似尚曾见未误之本。

为万民副。

嘫案：“副”当读为“福”，“福”“副”同声通借。《史记·龟策传》褚先生曰：“邦福重宝。”裴解引徐广曰：“福，音副。”是“福”读为“副”也。此言“为万民副”，实即“为万民福”，是“副”读为“福”也。林校引杨上善云：“副，助也。”则已不明假借之例。后人或训“功”，或训“全”，更杜撰可嗤。下文云：“诊必副矣。”“副”亦读“福”，两字正相呼应。

征四失论

更名自功。

嘫案：“更名”者，当是窃取前人之法而更其名目，与上文“谬言为道”意义有别。吴崑注谓“变易其说”，非也。《素问》明言“更名”，不言“更说”，且“变易其说”即“谬言为道”，于义亦为重复矣。“功”字当依林《校正》引《太素》作“巧”。“巧”“功”于义皆可解。而“巧”与上文“道”字、下文“咎”字为韵，“功”则失韵矣。已见顾观光校①。窃取前人之法而更其名目，是以前人之巧为己巧，故曰

① 已见顾观光校：此处相关内容不见于今本《素问校勘记》。

"自巧"也。

方盛衰论

是以春夏归阳为生。

樾案："春夏归阳"疑当作"阳归春夏"，故下句云"归秋冬为死"，正与"归春夏为生"语偶。盖以"是以阳"三字领句，阳归春夏为生，阳归秋冬为死也。下文云："反之，则归秋冬为生。""反之"者，反阳为阴也。此句一倒误，而下文亦不可通矣。

亡言妄期。

樾案："亡"亦当读"妄"。"亡言"即"妄言"也。吴崑本正作"妄言妄期"。然一用借字，一用正字，古书亦自有此例，不必从作"妄"。而注家或因作"亡"，曲为"亡言"生义，则谬矣。《征四失论》云"妄言作名"，即此"亡言"。《管子·山至数》篇所谓："不通于轻重谓之妄言。"此其义也。

解精微论

忧知于色。

樾案："知"当训"见"。《吕氏春秋·自知论》云："知于颜色。"高诱注云："知，犹见也。"《管子·心术》篇云："见于形容，知于颜色。""知"与"见"互文①耳。然则，"忧知于色"者，谓忧见于色也。《左·僖二十八年传》云："晋侯闻之而后喜可知也。"是忧色与喜色皆可云"知"。彼杜预解云："喜见于颜色。"明亦诂"知"为"见"。

① 互文：指错综使用同义词以避免字面重复的修辞手法。

总书目

医经

内经博议
内经提要
内经精要
医经津渡
素灵微蕴
难经直解
内经评文灵枢
内经评文素问
内经素问校证
灵素节要浅注
素问灵枢类纂约注
清儒《内经》校记五种
勿听子俗解八十一难经
黄帝内经素问详注直讲全集

基础理论

运气商
运气易览
医学寻源
医学阶梯
医学辨正
病机纂要
脏腑性鉴
校注病机赋
内经运气病释
松菊堂医学溯源
脏腑证治图说人镜经
脏腑图书症治要言合璧

伤寒金匮

伤寒考
伤寒大白
伤寒分经
伤寒正宗
伤寒寻源
伤寒折衷
伤寒经注
伤寒指归
伤寒指掌
伤寒选录
伤寒绪论
伤寒源流
伤寒撮要
伤寒缵论
医宗承启
桑韩笔语
伤寒正医录
伤寒全生集
伤寒论证辨
伤寒论纲目
伤寒论直解

伤寒论类方
伤寒论特解
伤寒论集注（徐赤）
伤寒论集注（熊寿试）
伤寒微旨论
伤寒溯源集
订正医圣全集
伤寒启蒙集稿
伤寒尚论辨似
伤寒兼证析义
张卿子伤寒论
金匮要略正义
金匮要略直解
高注金匮要略
伤寒论大方图解
伤寒论辨证广注
伤寒活人指掌图
张仲景金匮要略
伤寒六书纂要辨疑
伤寒六经辨证治法
伤寒类书活人总括
张仲景伤寒原文点精
伤寒活人指掌补注辨疑

诊　　法

脉微
玉函经
外诊法
舌鉴辨正
医学辑要
脉义简摩
脉诀汇辨
脉学辑要
脉经直指
脉理正义
脉理存真
脉理宗经
脉镜须知
察病指南
崔真人脉诀
四诊脉鉴大全
删注脉诀规正
图注脉诀辨真
脉诀刊误集解
重订诊家直诀
人元脉影归指图说
脉诀指掌病式图说
脉学注释汇参证治

针灸推拿

针灸节要
针灸全生
针灸逢源
备急灸法
神灸经纶
传悟灵济录
小儿推拿广意
小儿推拿秘诀
太乙神针心法
杨敬斋针灸全书

本　　草

药征
药鉴
药镜
本草汇
本草便
法古录
食品集
上医本草
山居本草
长沙药解
本经经释
本经疏证
本草分经
本草正义
本草汇笺
本草汇纂
本草发明
本草发挥
本草约言
本草求原
本草明览
本草详节
本草洞诠
本草真诠
本草通玄
本草集要
本草辑要
本草纂要
识病捷法
药性提要
药征续编
药性纂要
药品化义
药理近考
食物本草
食鉴本草
炮炙全书
分类草药性
本经序疏要
本经续疏证
本草经解要
青囊药性赋
分部本草妙用
本草二十四品
本草经疏辑要
本草乘雅半偈
生草药性备要
芷园臆草题药
类经证治本草
神农本草经赞
神农本经会通
神农本经校注
药性分类主治
艺林汇考饮食篇
本草纲目易知录
汤液本草经雅正
新刊药性要略大全

淑景堂改订注释寒热温平药性赋

方　　书

医便

卫生编

袖珍方

仁术便览

古方汇精

圣济总录

众妙仙方

李氏医鉴

医方丛话

医方约说

医方便览

乾坤生意

悬袖便方

救急易方

程氏释方

集古良方

摄生总论

摄生秘剖

辨症良方

活人心法（朱权）

卫生家宝方

见心斋药录

寿世简便集

医方大成论

医方考绳愆

鸡峰普济方

饲鹤亭集方

临症经验方

思济堂方书

济世碎金方

揣摩有得集

亟斋急应奇方

乾坤生意秘韫

简易普济良方

内外验方秘传

名方类证医书大全

新编南北经验医方大成

临证综合

医级

医悟

丹台玉案

玉机辨症

古今医诗

本草权度

弄丸心法

医林绳墨

医学碎金

医学粹精

医宗备要

医宗宝镜

医宗撮精

医经小学

医垒元戎

证治要义

松厓医径

扁鹊心书

素仙简要

慎斋遗书

折肱漫录

济众新编

丹溪心法附余

方氏脉症正宗

世医通变要法

医林绳墨大全

医林纂要探源

普济内外全书

医方一盘珠全集

医林口谱六治秘书

温　病

伤暑论

温证指归

瘟疫发源

医寄伏阴论

温热论笺正

温热病指南集

寒瘟条辨摘要

内　科

医镜

内科摘录

证因通考

解围元薮

燥气总论

医法征验录

医略十三篇

琅嬛青囊要

医林类证集要

林氏活人录汇编

罗太无口授三法

芷园素社痎疟论疏

女　科

广生编

仁寿镜

树蕙编

女科指掌

女科撮要

广嗣全诀

广嗣要语

广嗣须知

孕育玄机

妇科玉尺

妇科百辨

妇科良方

妇科备考

妇科宝案

妇科指归

求嗣指源

坤元是保

坤中之要

祈嗣真诠

种子心法

济阴近编

济阴宝筏

秘传女科

秘珍济阴

黄氏女科

女科万金方

彤园妇人科

女科百效全书

叶氏女科证治

妇科秘兰全书

宋氏女科撮要

茅氏女科秘方

节斋公胎产医案

秘传内府经验女科

儿　　科

婴儿论

幼科折衷

幼科指归

全幼心鉴

保婴全方

保婴撮要

活幼口议

活幼心书

小儿病源方论

幼科医学指南

痘疹活幼心法

新刻幼科百效全书

补要袖珍小儿方论

儿科推拿摘要辨症指南

外　　科

大河外科

外科真诠

枕藏外科

外科明隐集

外科集验方

外证医案汇编

外科百效全书

外科活人定本

外科秘授著要

疮疡经验全书

外科心法真验指掌

片石居疡科治法辑要

伤　　科

正骨范

接骨全书

跌打大全

全身骨图考正

伤科方书六种

眼　　科

目经大成

目科捷径

眼科启明

眼科要旨

眼科阐微

眼科集成

眼科纂要

银海指南

明目神验方

银海精微补

医理折衷目科

证治准绳眼科

鸿飞集论眼科

眼科开光易简秘本

眼科正宗原机启微

咽喉口齿

咽喉论

咽喉秘集

喉科心法

喉科杓指

喉科枕秘

喉科秘钥

咽喉经验秘传

养　　生

易筋经

山居四要

寿世新编

厚生训纂

修龄要指

香奁润色

养生四要

养生类纂

神仙服饵

尊生要旨

黄庭内景五脏六腑补泻图

医案医话医论

纪恩录

胃气论

北行日记

李翁医记

两都医案

医案梦记

医源经旨

沈氏医案

易氏医按

高氏医案

温氏医案

鲁峰医案

赖氏脉案

瞻山医案

旧德堂医案

医论三十篇

医学穷源集

吴门治验录

沈芊绿医案

诊余举隅录

得心集医案

程原仲医案

心太平轩医案

东皋草堂医案

冰壑老人医案

芷园臆草存案

陆氏三世医验

罗谦甫治验案

临证医案笔记

丁授堂先生医案

张梦庐先生医案

养性轩临证医案

养新堂医论读本

祝茹穹先生医印

谦益斋外科医案

太医局诸科程文格

古今医家经论汇编

莲斋医意立斋案疏

医　史

医学读书志

医学读书附志

综　合

元汇医镜

平法寓言

寿芝医略

杏苑生春

医林正印

医法青篇

医学五则

医学汇函

医学集成

医学辩害

医经允中

医钞类编

证治合参

宝命真诠

活人心法（刘以仁）

家藏蒙筌

心印绀珠经

雪潭居医约

嵩厓尊生书

医书汇参辑成

罗氏会约医镜

罗浩医书二种

景岳全书发挥

新刊医学集成

寿身小补家藏

胡文焕医书三种

铁如意轩医书四种

脉药联珠药性食物考

汉阳叶氏丛刻医集二种